V. Hach-Wunderle   E. Loch (Hrsg.)

Hormoneller Zyklus, Schwangerschaft und Thrombose

Springer
Berlin
Heidelberg
New York
Barcelona
Budapest
Hongkong
London
Mailand
Paris
Santa Clara
Singapur
Tokio

V. HACH-WUNDERLE   E. LOCH (Hrsg.)

Hormoneller Zyklus, Schwangerschaft und Thrombose

Risiken und Behandlungskonzepte

Mit 8 Abbildungen und 7 Tabellen

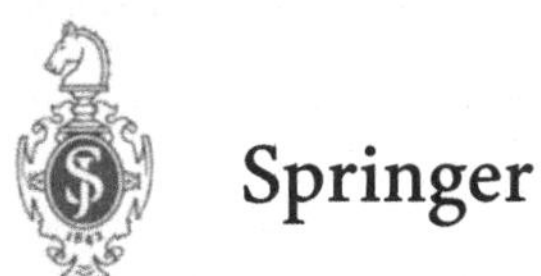

Springer

Priv.-Doz. Dr. med. VIOLA HACH-WUNDERLE
William-Harvey-Klinik
Abteilung Innere Medizin
Am Kaiserberg 6
D-61231 Bad Nauheim

Prof. Dr. med. ERNST LOCH
Abteilung für Gynäkologie
Deutsche Klinik für Diagnostik
Aukammallee 33
D-65191 Wiesbaden

ISBN-13: 978-3-540-63368-6   e-ISBN-13: 978-3-642-80469-4
DOI: 10.1007/978-3-642-80469-4

Die Deutsche Bibliothek – CIP-Einheitsaufnahme
Hormoneller Zyklus, Schwangerschaft und Thrombose: Risiken und Be-
handlungskonzepte / Hrsg.: Viola Hach-Wunderle; Ernst-Gerhard Loch. –
Berlin; Heidelberg; New York; Barcelona; Budapest; Hongkong; London;
Mailand; Paris; Santa Clara; Singapur; Tokio: Springer, 1998

Produkthaftung: Für Angaben über Dosierungsanweisungen und Applika-
tionsformen kann vom Verlag keine Haftung übernommen werden. Derarti-
ge Angaben müssen vom jeweiligen Anwender im Einzelfall anhand anderer
Literaturstellen auf ihre Richtigkeit überprüft werden.

Satz: K+V Fotosatz GmbH, Beerfelden
SPIN 10628452   9/3134-5 4 3 2 1 0 – Gedruckt auf säurefreiem Papier

Vorwort

Die zunehmende Spezialisierung in der Medizin ist letztendlich als die Wurzel allen Fortschritts anzusehen; andererseits birgt sie die Gefahr in sich, daß zwischen den Fachbereichen informative Lücken bestehen. Ein wichtiges Thema in diesem Zusammenhang ist die thromboembolische Krankheit unter dem Aspekt von hormonellen Einflüssen bei der Frau. Das 6. Bad Nauheimer Symposium der klinischen Hämostaseologie hat sich den aktuellen Fragen angenommen.

In der letzten Zeit gelangten die Ergebnisse aus epidemiologischen Studien zur Inzidenz der thromboembolischen Krankheit unter der hormonellen Antikonzeption in die Öffentlichkeit. Die publizistische Aufarbeitung führte zu einer Verunsicherung der betroffenen Frauen, und in der Ärzteschaft wurden hektische Laborprogramme gefordert, um eine thrombophile Risikosituation vorauszusehen. Eine besondere Bedeutung kommt der Schwangerschaft und dem Klimakterium in diesem Rahmen zu.

Die Problematik der hormonellen Balance reicht natürlich weit in die private Sphäre der Frau hinein. Sie wird zum Inhalt des intimen Gesprächs mit dem Arzt, und sie tangiert nicht zuletzt die Frage nach den Kosten für die soziale Gemeinschaft. Unbegründete Ängste müssen einerseits abgebaut, die individuelle Gefahr andererseits aber auch deutlich herausgestellt werden. Dazu ist eine interdisziplinäre Sachkenntnis beim Arzt vorauszusetzen, die sich auf neueste Forschungsergebnisse stützt. Gynäkologen und Hämostaseologen haben sich zur Bearbeitung dieser Aufgabe in Vorträgen und Diskussionen zusammengefunden.

Als Herausgeber des vorliegenden Kongreßbandes bedanken wir uns in erster Linie bei den Autoren für ihre fachkundige Mitarbeit. Gleichzeitig sei der Dank auch an die Firmen der pharmazeutischen Industrie gerichtet, die durch ihr Engagement an der Gestaltung des Kongresses mitgewirkt und die Edition des Buches überhaupt erst ermöglicht haben. Wir danken den Mitarbeitern der Akademie für ärztliche Fortbildung und Weiterbildung der Landesärztekammer Hessen unter der Präsidentschaft von Herrn Prof. Dr. F. Anschütz. Last but not least gebührt dem Springer-Verlag unser Dank für die Sorgfalt bei der Drucklegung des Buches.

Bad Nauheim/Wiesbaden   VIOLA HACH-WUNDERLE
im Herbst 1997   ERNST-GERHARD LOCH

Inhaltsverzeichnis

**Teil III
Thrombosebehandlung in der Frauenheilkunde**

Verzeichnis der erstgenannten Autoren

HACH-WUNDERLE, VIOLA, Priv.-Doz. Dr. med.
Abt. Innere Medizin, William-Harvey-Klinik,
Am Kaiserberg 6, D-61231 Bad Nauheim

JUNG-HOFFMANN, CLAUDIA, Priv.-Doz. Dr. med.
Kaiserstraße 67, D-61169 Friedberg

KEMKES-MATTHES, BETTINA, Priv.-Doz. Dr. med.
Zentrum für Innere Medizin, Justus-Liebig-Universität,
Klinikstraße 36, D-35385 Gießen

KUHL, H., Prof. Dr. med.
Abt. f. Gynäkologie und Endokrinologie,
Johann-Wolfgang-Goethe-Universität,
Theodor-Stern-Kai 7, D-60596 Frankfurt am Main

NAWROTH, P., Priv.-Doz. Dr. med.
Abt. Endokrinologie, Medizinische Klinik I,
Ruprecht-Karls-Universität,
Bergheimer Straße 58, D-69115 Heidelberg

RUTSCH, W., Prof. Dr. med.
Abt. Kardiologie, Angiologie und Pneumologie,
Universitätsklinikum Charité, Humboldt-Universität,
Schumannstraße 20–21, D-10098 Berlin

SCHARRER, INGE, Prof. Dr. med.
Abt. Angiologie, Medizinische Klinik I,
Johann-Wolfgang-Goethe-Universität,
Theodor-Stern-Kai 7, D-60596 Frankfurt am Main

STIEGLER, H., Prof. Dr. med.
Allgemein- und Gefäßchirurgische
Abt. des KZV Kaufbeuren-Ostallgäu,
Haus Dr.-Gutermann-Straße 2, D-87600 Kaufbeuren

WINKLER, U., Dr. med.
   Klinik f. Gynäkologie, Universitätsklinikum,
   Hufelandstraße 55, D-45122 Essen

Verzeichnis der erstgenannten Autoren

HACH-WUNDERLE, VIOLA, Priv.-Doz. Dr. med.
  Abt. Innere Medizin, William-Harvey-Klinik,
  Am Kaiserberg 6, D-61231 Bad Nauheim

JUNG-HOFFMANN, CLAUDIA, Priv.-Doz. Dr. med.
  Kaiserstraße 67, D-61169 Friedberg

KEMKES-MATTHES, BETTINA, Priv.-Doz. Dr. med.
  Zentrum für Innere Medizin, Justus-Liebig-Universität,
  Klinikstraße 36, D-35385 Gießen

KUHL, H., Prof. Dr. med.
  Abt. f. Gynäkologie und Endokrinologie,
  Johann-Wolfgang-Goethe-Universität,
  Theodor-Stern-Kai 7, D-60596 Frankfurt am Main

NAWROTH, P., Priv.-Doz. Dr. med.
  Abt. Endokrinologie, Medizinische Klinik I,
  Ruprecht-Karls-Universität,
  Bergheimer Straße 58, D-69115 Heidelberg

RUTSCH, W., Prof. Dr. med.
  Abt. Kardiologie, Angiologie und Pneumologie,
  Universitätsklinikum Charité, Humboldt-Universität,
  Schumannstraße 20–21, D-10098 Berlin

SCHARRER, INGE, Prof. Dr. med.
  Abt. Angiologie, Medizinische Klinik I,
  Johann-Wolfgang-Goethe-Universität,
  Theodor-Stern-Kai 7, D-60596 Frankfurt am Main

STIEGLER, H., Prof. Dr. med.
  Allgemein- und Gefäßchirurgische
  Abt. des KZV Kaufbeuren-Ostallgäu,
  Haus Dr.-Gutermann-Straße 2, D-87600 Kaufbeuren

WINKLER, U., Dr. med.
Klinik f. Gynäkologie, Universitätsklinikum,
Hufelandstraße 55, D-45122 Essen

Medizin-historische Einführung

V. Hach-Wunderle

Christoph Hufeland und *die Kunst, das menschliche Leben zu verlängern*

Der diesjährige Kongreß befaßte sich im weitesten Sinne mit Themen der medizinischen Vorsorge, und zwar mit der hormonellen Antikonzeption, mit der Verhütung von Thrombosen in der Schwangerschaft sowie mit der Hormonsubstitution im Klimakterium. Die *Philosophie der präventiven Medizin* wurde in unserem Kulturkreis durch die Diätetik des Hippokrates begründet und fand dann in den einzelnen Völkern und Zeitaltern verschiedene Wege der Verwirklichung. Ihren Höhepunkt erreichte sie in der *Makrobiotik* des Christoph Hufeland, in der *Kunst, das menschliche Leben zu verlängern*. Hufeland kannte dafür 5 Prinzipien:

- *Magie*, das sind Aberglauben, Astrologie, Magnetismus;
- *Theriaka*, das sind Bluttransfusionen, Bäder, Öle, Salben;
- *Isolation*, das sind Eremitentum, Enthaltsamkeit, Diäten;
- *ärztliche Therapie*;
- *gesunde Lebensführung*.

Hufeland wurde am *12. August 1762* in dem thüringischen Städtchen Bad Langensalza geboren (Abb. 1). Sein Großvater war Leibmedicus der herzoglichen Familie, und deshalb zog die Familie Hufeland 1765 nach Weimar um. Hier, in Weimar, begründete der *Erbprinz Karl August* das Zeitalter der Deutschen Klassik. Hufeland repräsentierte diese Zeitepoche mit seinen Freunden *Goethe, Herder* und *Wieland*. Nach dem Studium ließ sich Hufeland als praktischer Arzt in Weimar nieder. 1793 wurde er als Hochschullehrer an die Universität Jena berufen.

Sein Hauptwerk, *Die Kunst, das menschliche Leben zu verlängern*, hat Hufeland für die jungen Menschen geschrieben und insbesondere auch für den Unterricht an den Schulen. Der Stoff stammt aus den Vorlesungen von 3 Sommersemestern an der Universität Jena.

Um sich mit seinen Prinzipien der Prävention gegenüber der Medizin abzugrenzen, schuf Hufeland den Begriff der *Makrobiotik*. Es hat damit folgendes auf sich: Hufeland bezeichnete das Leben als einen physikalisch-chemischen Prozeß, auf den verschiedene Faktoren einwirken können, z.B. die Krankheiten. Der Zweck der *Medizin* ist *Gesundheit*, ihre Mittel sind nur auf das gegenwärtige Ziel, auf die *Heilung* ausgerichtet. Die *Makrobiotik* strebt dagegen ein langes Leben an. Die *Medizin* ist für die Makrobiotik nur eine Hilfswissenschaft; sie bekämpft nur einen einzigen Teil der Lebensfeinde, nämlich die Krankheiten.

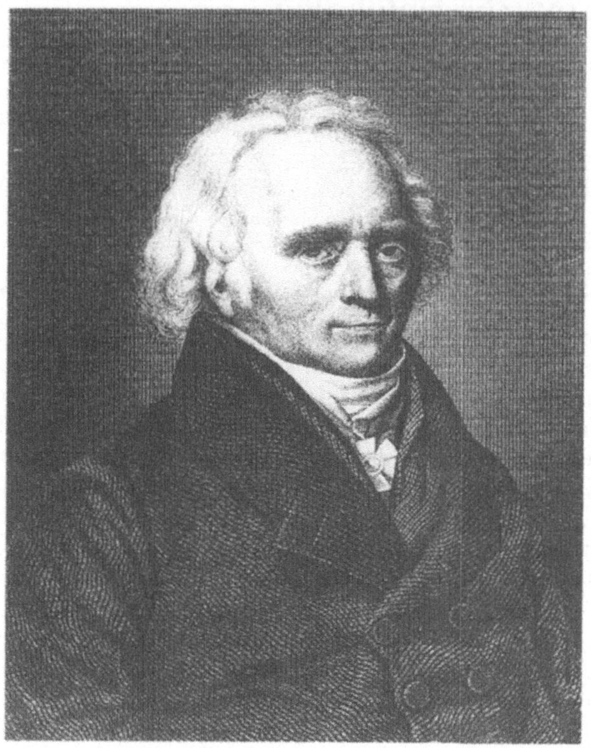

Abb. 1. Christoph Wilhelm Hufeland (1762–1836)

Hufeland nahm die Gedanken des Hippokrates in seine Lehre auf. Als Prinzipien der Makrobiotik galten die Regeln der *Diätetik* und v. a. die *moralischen Gesetze.*

Die Summe der Lebenskräfte ist angeboren. Die Lebensorgane werden durch das Leben aufgerieben. Diese *Consumtion* selbst kann langsamer oder schneller vor sich gehen, ganz nach der Lebensweise des betreffenden Menschen. Die *Regeneration* stellt für die Consumtion das Gegengewicht dar. Dabei spielen äußere Einflüsse eine wichtige Rolle.

Im Zeitalter der Aufklärung räumte Hufeland mit den widersprechenden Meinungen zur Lebensverlängerung auf. Der *Theologe* glaubt, daß jedem Geschöpf sein Ziel vorbestimmt ist; das trifft vielleicht in einem gewissen Rahmen zu. Der *Arzt* möchte den Patienten zwar ewig behandeln, verlängert damit aber nicht immer sein Leben. Die *Adepten*, also die Mitläufer, verkaufen Lebenselixiere und glauben daran. Der *Philosoph* verdoppelt das Leben durch intensives Anspruchsdenken. Der *Quacksalber* zieht mit Aderlässen und Purgieren durch die Lande und richtet mitunter Schreckliches an.

Hufeland begann seine erste Vorlesung über die Prävention mit der Definition des Lebens.

»Durch die Natur weht und wirkt jener unmittelbare Ausfluß der Gottheit, den wir Lebenskraft nennen. Im höchsten Glanz von Vollkommenheit, Fülle und Ausbildung erscheint das Leben in dem Menschen, dem obersten Gliede der sichtbaren Schöpfung.«

In allen Kulturkreisen strebten die Menschen eine Verlängerung des Lebens durch präventive Maßnahmen an. Die *Ägypter* nahmen jeden Monat wenigstens zweimal Brech- und Schwitzmittel ein und fragten anstelle „wie geht es Dir?", „wie schwitzest Du?".

Bei den *Griechen* standen ein vernünftiger Umgang mit der Natur und die ständige Übung der Kräfte ganz im Vordergrund. Es wurde eine eigene Kunst der Leibesübung, die Gymnastik, erfunden. Die Übung des Leibes und die Übung der Seele mußten immer im gleichen Verhältnis bleiben.

Eine sonderbare Methode zur Lebensverlängerung stammt aus dem alten *Israel* und *Juda* im 10. Jahrhundert vor Christus, die *Gerocomic*. Es bedeutete die Übertragung von Jugend auf den alternden Menschen: wenn ein abgelebter Körper in der Mitte zwischen zwei jungen Menschen schlief, blühte er wieder auf. Die Methode soll König David (1042–965 v. Chr.) zu seinem hohen Lebensalter verholfen haben.

Bei den alten *Römern* war die Atemanwehung bekannt. Der Mädchenschulmeister Hermippus ließ sich jeden Morgen von unschuldigen Mädchen anhauchen und erlebte auf diese Weise eine Stärkung seiner Lebenskräfte.

In der geistigen Nacht des *Mittelalters* gedeihten eine Vielzahl von abergläubischen und betrügerischen Methoden zur Verlängerung des Lebens. Mit ihren Promotoren ging Hufeland hart ins Gericht. Er beschimpfte v. a. die Aderlaßtherapie der Ärzte. Man stelle sich einmal vor, daß *König Ludwig der XIII.* (1610–1643) in den letzten 10 Monaten seines Lebens 47 Aderlässe über sich ergehen lassen mußte!

Im 2. Teil seines Buches geht Hufeland auf die praktischen Aspekte seiner Makrobiotik ein. Diese Kunst besteht aus 2 Teilen, aus der Vermeidung von *Verkürzungsmitteln* und dem Gebrauch der *Verlängerungsmittel* des Lebens.

Gerade die *Lebensfeinde*, die zu einer *Verkürzung des Lebens* beitragen, haben sich fürchterlich vermehrt durch den Luxus, die Verfeinerung und die Intensivierung der Lebensgewohnheiten. Das trifft für das ausgehende 18. Jahrhundert ebenso zu wie für unsere heutige Zeit.

Zu den *Verlängerungsmitteln* des Lebens gehörten beispielsweise auch die Umstände um den Eintritt der *Schwangerschaft*. Hufeland meinte, es sei sehr wichtig, auch im Ehestand dem Augenblick der Zeugung immer nur einen solchen Zeitpunkt zu widmen, *wo das Gefühl gesammelter Kräfte, feuriger Liebe und eines frohen sorgenfreyen Gemüths von beyden Seiten dazu aufruft.* Während der Schwangerschaft sollten sich alle nur möglichen guten Einflüsse von der Mutter auf das Kind übertragen.

Bei allen Völkern gilt die *Schwangere* als eine heilige und unverletzliche Person. Hufeland hat 3 Punkte besonders herausgestellt. Er meinte, daß selbst der stärkste Mann von einer kränklichen, lebensarmen Frau nie kräftige und gesunde Kinder erhalten kann. Die Frauen sollten während der Gravidität eine gute physische und moralische Diät halten, und besonders der zukünftige Vater mußte der Schwangeren alle mögliche Schonung, Aufmerksamkeit und Fürsorge erweisen.

Als Lehrer der Studenten und als Anwalt der Armen hat Hufeland die *Polikliniken* an der Berliner Charité erfunden. Er avancierte zum *Leibarzt* des preußischen Königs Friedrich Wilhelm und zum *obersten Amtsarzt* des preußischen Staates. Hufeland verstarb 1836 im Alter von 74 Jahren in Berlin.

Hufelands geistiges Erbe lebt in der Medizin unserer Zeit und in der Zukunft fort. Seine Lehre von *Makrobiotik,* von *Lebenskräften,* von *Consumtion* und *Regeneration* lassen sich aus dem Blickwinkel der Hämostaseologie in einen modernen Sinn übertragen. Erinnern wir uns gelegentlich an den großen Philosophen, unseren Kollegen, der im 18. Jahrhundert mit seinen Gedanken schon bei uns gewesen zu sein schien.

Literatur

Hufeland CW (1801) Die Kunst, das menschliche Leben zu verlängern. Kempten
Engelhardt D, Hartmann F (Hrsg) (1991) Von Hippokrates bis Christoph Wilhelm Hufeland.
  Klassiker der Medizin. Beck, München

Teil I

Physiologische Abläufe
im hormonellen Zyklus
und in der Blutgerinnung

KAPITEL 1

Der weibliche Hormonzyklus –
Von der Pubertät bis zur Menopause

C. Jung-Hoffmann

Zusammenfassung

Das Leben der Frau ist geprägt von Veränderungen in der Sekretion von Hormonen, die zum Teil in der Nebennierenrinde, zum überwiegenden Teil aber in den Ovarien gebildet werden.

Bis heute ist nicht klar, welches der Auslöser der Pubertätsentwicklung ist. In der Pubertät kommt es bei beiden Geschlechtern bei veränderter Stellgröße im Hypothalamus unter ansteigenden Gonadotropinwerten zu charakteristischen Größen-, Form- und Konsistenzveränderungen der Gonaden. LH stimuliert in den Thekazellen die Androgensynthese und im Corpus luteum das Progesteron. FSH regt die Follikelreifung und eine erhöhte Steroidbiosynthese in den Granulosazellen an.

Die Gonadotropine und Sexualsteroide zeigen im Zyklus einen charakteristischen Verlauf. FSH und LH steigen bis zur mittleren Follikelphase an. Unter ihrem Einfluß beginnen die reifenden Follikel zunehmend Estradiol zu produzieren. Dies erreicht in der späten Follikelphase eine maximale Konzentration von 150–400 ng/ml, welche den präovulatorischen LH-Gipfel verursacht, der wiederum die Ovulation auslöst. Die Synthese des Progesterons nimmt bereits vor der Ovulation zu und erreicht mit der Ausbildung des Corpus luteum nach einigen Tagen maximale Serumkonzentrationen von 10–25 ng/ml. Auch Estradiol erreicht in der mittleren Lutealphase höhere Werte als in der mittleren Follikelphase. Aufgrund der hohen Steroidkonzentrationen sind während dieser Phase die FSH- und LH-Spiegel relativ niedrig. Wenn es nicht zu einer Implantation und Schwangerschaft kommt, fallen die Estradiol- und Progesteronspiegel rasch ab und die Menstruation wird ausgelöst. Gleichzeitig findet man einen Anstieg der Gonadotropine, die noch vor der Menstruation die Reifung einer neuen Follikelkohorte in Gang setzen.

Bis zum Alter von 40 Jahren entspricht das zyklische Muster der Sexualhormone dem von fertilen jungen Frauen. Danach beginnt das Stadium der Prämenopause mit noch regelmäßiger Menstruation, aber verkürzter Zykluslänge. Ursache der Verkürzung der Follikelphase ist ein allmählicher Anstieg der FSH-Sekretion. Die ansteigenden FSH-Spiegel führen zunehmend zu Lutealphasendefekten, d.h. zu niedrigen Progesteronkonzentrationen.

Mit zunehmendem Alter nimmt die Zahl der reifenden Follikel immer mehr ab, die Ovulation bleibt häufiger aus und die bisher regelmäßigen Zyklen werden unregelmäßig. Diese Phase, die Perimenopause oder das Klimakterium, ist häufig von klimakterischen Beschwerden geprägt, die dem häufig auftretenden Estrogenentzug bzw. -mangel zusammenhängen. Die klimakterischen Beschwerden beginnen häufig im Alter von 45 Jahren und können sowohl von kurzer Dauer sein als auch mehrere Jahre andauern.

In unregelmäßiger Folge wechseln nun lange mit kurzen Zyklen, ovulatorische mit anovulatorischen Zyklen. Es gibt keine bestimmten Hormonmuster, sondern große individuelle Schwankungen bei den FSH-, LH- und Estradiolspiegeln.

Nach der Menopause (=letzte Menstruationsblutung) steigen innerhalb von 2–3 Jahren der FSH-Spiegel auf das 15- bis 20fache und der LH-Spiegel auf das 3- bis 5fache der Werte in der Follikelphase eines ovulatorischen Zyklus an. In den folgenden Jahren nehmen die Serumkonzentrationen der Gonadotropine allmählich wieder ab. Der durchschnittliche Estradiolspiegel nimmt in den ersten 3 Jahren nach der Menopause um etwa ein Drittel ab und sinkt langfristig auf 20–30% der prämenopausalen Werte ab.

Pubertät

Mit Pubertät bezeichnet man den Lebensabschnitt, in dem sich das Kind zum Erwachsenen entwickelt. Er ist charakterisiert durch eingreifende hormonelle Veränderungen, die zur Ausprägung der sekundären Geschlechtsmerkmale bis hin zur vollständigen sexuellen Reife (Fertilität) führen.

Diese Phase läßt sich auch einteilen in den Abschnitt der frühen Adoleszenz, der mit der ersten Menstruation beginnt und mit der ersten Ovulation endet, und den Abschnitt der späten Adoleszenz, der mit der ersten Ovulation beginnt und mit der Reife der Frau endet.

Bis heute ist nicht klar, welches der eigentliche Auslöser für die Pubertätsentwicklung ist. Bei beiden Geschlechtern wird die infantile Ruhephase, die nach dem 1. Lebensjahr einsetzt, im Alter von 6–8 Jahren durch einen kleinen eingeschobenen mittleren Wachstumsschub abgelöst. Die erhöhte Wachstumsgeschwindigkeit in dieser Phase wird ursächlich der Nebennierenrindenreifung (Adrenarche) zugesprochen.

Aus bisher ungeklärtem Grund ändert sich das Sekretionsmuster der Nebennierenrinde. Sie produziert bei Jungen und Mädchen ab diesem Alter vermehrt Androgene (DHEA und dessen Sulfat). Dabei bleiben die Kortisol- und ACTH-Spiegel konstant. Die adrenalen Androgene sind im Zusammenspiel mit Estradiol beim Mädchen verantwortlich für die Sekundärbehaarung und den Epiphysenschluß, während beim Knaben testikuläre Androgene (DHT, Testosteron) dazu notwendig sind, die erst ab dem 12. Lebensjahr signifikant ansteigen. Die genannten Veränderungen sind ohne spezielle Untersuchungen kaum wahrnehmbar. Typischerweise beginnt die weibliche Pubertät mit der Brustentwicklung und die männliche Pubertät mit einer Vergrößerung der Hoden.

Bei beiden Geschlechtern kommt es bei veränderter „Stellgröße" im Hypothalamus unter ansteigenden Gonadotropinen zu charakteristischen Größen-, Formen- und Konsistenzveränderungen der Gonaden, die bereits in utero und postpartal bei Mädchen über ca. 1 Jahr, bei Knaben über 6 Monate stimuliert waren. Bis zum Pubertätsbeginn produzieren sie nur in kleinen Mengen Sexualhormone. In dieser Ruhephase reichen die geringen Konzentrationen jedoch aus, um dem zu dieser Zeit sehr sensiblen Hypothalamus genügend peripheres Hormon zu signalisieren (negatives Feedback). Zum Zeitpunkt des Pubertätsbeginns verliert der reifende Hypothalamus an Sensibilität, so daß höhere Sexualhormonkonzentrationen notwendig werden. Unter Gonadotropineinfluß wächst und reift das Ovar von durchschnittlich $1\,cm^3$ bei 8jährigen auf $4\,cm^3$ bei 13jährigen Mädchen. LH stimuliert in den Thekazellen die Androgensynthese und im Corpus luteum das Progesteron. FSH, das führende Gonadotropin der weiblichen Pubertät, regt die Follikelreifung und eine erhöhte Steroidbiosynthese in den Granulosazellen an. Estrogene werden durch Aromatisierung der Androgene gebildet. Gleichzeitig wird im Follikel die Synthese des Inhibins erhöht.

Das Hauptöstrogen des Follikels ist das Estradiol (E_2). Estron (E_1) entsteht zu 90% außerhalb des Ovars aus Estradiol oder im Fettgewebe aus Androstendion. Während der Pubertät steigt E_2 stetig an und erreicht während der Follikelphase Plasmakonzentrationen um 50 pg/ml, die in der Lutealphase um 150 pg/ml oder höher liegen. Ansteigende Estradiolspiegel über 150 pg/ml hinaus stimulieren über ein positives Feedback die mitzyklische LH-Ausschüttung, die die Ovulation im Zusammenspiel mit FSH induziert. Sie tritt jedoch erst nach der Pubertät auf. Im 1. Jahr nach der Menarche haben Adoleszentinnen bis zu 20% ovulatorische Zyklen, während 5 Jahre nach der Menarche bei 60–80% der Mädchen ovulatorische Zyklen beobachtet wurden. Daraus sollte nicht der Schluß gezogen werden, daß Adoleszentinnen kurz nach der Menarche in keinem Fall konzeptionsfähig sind. Progesteron steigt nur bei den ovulatorischen Zyklen nach dem Eisprung an und erreicht bei voller Ausreifung des Corpus luteum Konzentrationen bis zu 15 ng/ml. Progesteron verursacht den postovulatorischen Temperaturanstieg.

Verlauf der Sexualhormone im Zyklus der fertilen Frau

Bereits am Ende der Lutealphase des vorhergehenden Zyklus kommt es infolge des steilen Abfalls der Serumkonzentrationen des Estradiols, Progesterons und Inhibins zu einem Anstieg des FSH-Spiegels, der sich bis zur mittleren Follikelphase fortsetzt. Mit gewisser Verzögerung und weniger ausgeprägt steigt auch der LH-Spiegel allmählich an. Unter dem synergistischen Einfluß dieser beiden Gonadotropine beginnen die reifenden Follikel, zunehmend Estradiol zu produzieren. In der Mitte der Follikelphase werden schließlich Estradiolkonzentrationen erreicht und überschritten, die – gemeinsam mit dem steigenden Inhibinspiegel – einen leichten Abfall des FSH-Spiegels verursachen. Mit der Reifung des dominanten Follikels steigt dann in der späten Follikelphase der Estradiolspiegel rasch auf ein Maximum von 150–400 pg/ml an, um danach wieder abzufallen. Dieser „Estradiolpeak" verursacht über den paradoxen „positiven Feedbackeffekt" den präovulatorischen LH-Gipfel, der im Durchschnitt etwa 24 h später auftritt und die Ovulation auslöst. Die Ovulation erfolgt im Durchschnitt 41 h nach dem Estradiolgipfel bzw. 18 h nach dem LH-Gipfel. Parallel zum präovulatorischen LH-Gipfel beobachtet man auch einen weniger ausgeprägten FSH-Peak. Der LH-Gipfel hemmt nun im präovulatorischen Follikel die weitere Synthese des Testosterons und

Estradiols, so daß die des Progesterons bereits vor der Ovulation zunimmt. Mit der Ausbildung des Corpus luteum steigt dann die Progesteronsekretion innerhalb weniger Tage stark an, so daß zwischen Tag 20 und 23 maximale Serumkonzentrationen von 10–25 ng/ml erreicht werden. Auch der Estradiolspiegel steigt in der mittleren Lutealphase auf Werte, die höher sind als in der mittleren Follikelphase. Aufgrund der hohen Steroidkonzentrationen sind während dieser Phase die FSH- und LH-Spiegel relativ niedrig. Wenn es nicht zu einer Implantation und Schwangerschaft kommt, setzt ab dem 24. Zyklustag die Alterung des Corpus luteum ein, so daß die Estradiol- und Progesteronspiegel rasch abfallen und die Menstruation ausgelöst wird. Gleichzeitig beobachtet man – aufgrund der nachlassenden Feedbackhemmung durch die Sexualsteroide und des Inhibins – einen Anstieg der Gonadotropine, die noch vor der Menstruation die Reifung einer neuen Follikelkohorte in Gang setzen.

Die meisten Frauen sind der Meinung, daß sie einen regelmäßigen Zyklus mit Intervallen von etwa 28 Tagen haben. Bei vielen findet man jedoch erhebliche Schwankungen, die sich im Rahmen der bekannten biologischen Variationen bewegen. Dies trifft sowohl für das Gesamtkollektiv der Frauen als auch für die einzelne Frau zu, bei der es während ihrer gesamten Menstruationszeit zu altersabhängigen Veränderungen kommt. Meistens sind die ersten Jahre nach der Menarche – ähnlich wie die letzten Jahre vor der Menopause – gekennzeichnet von einem ständigen Wechsel zwischen kurzen und langen Zyklen. Beide Übergangsperioden ziehen sich häufig über 5–7 Jahre hin. Insgesamt nimmt die mittlere Zykluslänge nach der Menarche allmählich ab und erreicht erst mit dem Alter von 30 Jahren den bekannten Durchschnittswert von 28 Tagen. Auch die Schwankungsbreite der Zyklusintervalle, die in den ersten Jahren nach der Menarche sehr groß ist, nimmt in dem Alter zwischen 20 und 40 Jahren erheblich ab, um danach während der Prämenopause wieder enorm anzusteigen.

Prämenopause

Bis zum Alter von etwa 40 Jahren entspricht das zyklische Muster der Sexualhormone dem von fertilen jungen Frauen. Mit dem Eintritt in die 5. Lebensdekade beginnt das Stadium der Prämenopause, in dem die Menstruationen zwar noch regelmäßig auftreten, eine allmähliche Abnahme der durchschnittlichen Zykluslänge jedoch auf eine zunächst noch subtile Veränderung des Endokriniums hinweist. Während die Zykluslänge im Alter von 35 Jahren noch 28,2 Tage beträgt, verkürzt sie sich mit 40 Jahren auf 27,3 und liegt mit 42 Jahren nur noch bei 26,5 Tagen. Diese Abnahme der Zykluslänge beruht in erster Linie auf einer Verkürzung der Follikelphase. Bei Frauen im Alter zwischen 46 und 51 Jahren, die noch regelmäßige Zyklen haben, beträgt die Follikelphase bei einer Zykluslänge von 23 Tagen nur noch 8,2±2,3 Tage.

Die Ursache der Verkürzung der Follikelphase ist ein allmählicher Anstieg der FSH-Sekretion, die im Alter zwischen 35 und 39 Jahren noch nicht signifikant ist, aber in den folgenden Jahren bis zur Menopause immer deutlicher wird. In der Altersgruppe zwischen 45 und 50 Jahren sind die FSH-Spiegel –

soweit es sich noch um regelmäßige Zyklen handelt – doppelt so hoch wie im Alter zwischen 35 und 39 Jahren. Sie liegen aber noch deutlich unterhalb des postmenopausalen Bereichs. Wie bei den Zyklen jüngerer Frauen kommt es in der späten Follikelphase mit dem Anstieg des Estradiols zu einem Absinken des FSH-Spiegels, bevor präovulatorisch das FSH wieder ansteigt. Diese zyklischen Veränderungen zeigen an, daß die endokrinen Regulationsmechanismen noch intakt sind. Während der Verlauf der LH-Spiegel unauffällig ist, beschleunigen die zunehmenden FSH-Spiegel die Reifung der Follikel, so daß die Ovulation immer früher erfolgt. Die unmittelbare Folge dieser Verkürzung der Follikelphase ist eine unzureichende Entwicklung der Granulosazellschicht, so daß die Funktion des sich nach der Ovulation bildenden Corpus luteum immer stärker beeinträchtigt wird. Dies macht sich in einer kontinuierlichen Verringerung der Progesteronspiegel bemerkbar. Es kommt zunehmend zu Lutealphasendefekten, d.h. zu niedrigen Progesteronkonzentrationen. Auch die Estradiolspiegel sind trotz der stattfindenden Ovulationen niedriger als bei jungen Frauen, insbesondere in der präovulatorischen und der Lutealphase. Die allmähliche Verkürzung des Zeitraums, der für die Follikelreifung zur Verfügung steht, ist möglicherweise mitverantwortlich für die starke Abnahme der Fertilität nach dem Überschreiten des 35. Lebensjahres.

Die Erhöhung der FSH-Spiegel ist wahrscheinlich auf eine Verminderung ovarieller Faktoren zurückzuführen, die während der Follikelreifung entstehen. Da nur die FSH- und nicht die LH-Sekretion betroffen ist, ist anzunehmen, daß hierbei das Inhibin eine wichtige Rolle spielt, welches in den reifenden Follikeln entsteht und die Freisetzung des FSH aus dem HVL selektiv hemmt. Die Abnahme dieser Feedbackhemmung deutet auf eine Reduktion der Zahl der in der ersten Zyklushälfte heranreifenden Follikel hin. Bei fertilen jungen Frauen reifen in jedem Zyklus zahlreiche Follikel heran, von denen normalerweise nur der dominante Follikel zur Sprungreife gelangt und ovuliert. Die übrigen Follikel, die zu unterschiedlicher Größe herangewachsen sind und zur Synthese des Inhibins sowie des Estradiols beigetragen haben, werden atretisch.

Es besteht kein Zweifel, daß mit zunehmendem Alter die Zahl der reifenden Follikel immer mehr abnimmt, weil die zur Verfügung stehenden Primärfollikel immer weniger werden. Je geringer die Zahl der reifenden Follikel, umso größer ist die Wahrscheinlichkeit, daß die Ovulation ausbleibt. Es kommt nur noch sporadisch zum Eisprung oder zur Entwicklung luteinisierter nichtrupturierter Follikel. Damit beginnt die Lebensphase, in der die bisher regelmäßigen Zyklen anfangen, unregelmäßig zu werden.

Perimenopause

Wenn sich eine Frau der Menopause, d.h. der letzten Menstruationsblutung nähert, werden ihre bisher regelmäßigen Zyklen unregelmäßig. Die Übergangsphase, die man als Perimenopause oder Klimakterium bezeichnet, ist nicht nur von sehr unregelmäßigen Zyklen, sondern häufig auch von den sog. klimakterischen Beschwerden geprägt, die mit dem häufig auftretenden

Estrogenentzug bzw. Estrogenmangel zusammenhängen. Phasen mit hohen Estrogenspiegeln (200 pg/ml und mehr), die von den reifenden Follikeln ausgehen, wechseln mit Phasen mit sehr niedrigem Estradiol. Von besonderer Bedeutung ist das Ausbleiben der Ovulation und der damit verbundene Progesteronmangel, wodurch das Risiko einer Endometriumhyperplasie zunimmt. Deshalb ist in dieser Phase die regelmäßige Gabe eines Gestagens zur Prophylaxe des Endometriumkarzinoms von besonderer Bedeutung. Die klimakterischen Beschwerden beginnen häufig im Alter von 45 Jahren und können sowohl von kurzer Dauer sein als auch mehrere Jahre andauern.

Im Klimakterium treten häufig verlängerte Zyklen auf, bei denen eine lange Follikelphase von einer kurzen und insuffizienten Lutealphase gefolgt ist. Es kommt auch immer wieder zu anovulatorischen Zyklen, d.h. zu Menstruationen aufgrund eines raschen Estrogenabfalls. In unregelmäßiger Folge wechseln nun lange Zyklen mit kurzen, ovulatorische mit anovulatorischen Zyklen. Es gibt keine bestimmten Hormonmuster, sondern große individuelle Schwankungen bei den FSH-, LH- und Estradiolspiegeln. Vor allem das FSH, das auf das Sistieren der Ovarialfunktion sehr empfindlich reagiert, befindet sich zeitweise – meist nicht länger als eine Woche – im postmenopausalen Bereich (über 40 mE/ml), um dann kurzfristig wieder auf normale Werte (unter 10 mE/ml) abzufallen. Auch LH zeigt ein sehr unregelmäßiges Muster. Dabei verlaufen die Veränderungen der LH- und FSH-Spiegel nicht immer in der gleichen Richtung; es gibt Wochen, in denen LH erhöht ist, während FSH im Normalbereich liegt. Der Zeitraum dieser hormonalen Übergangsphase schwankt individuell sehr stark und kann sich über nur wenige Monate, aber auch über mehrere Jahre erstrecken.

Ein Estrogendefizit ist in den ersten Monaten nicht immer vorhanden. Dies beruht darauf, daß die Androgene, die noch immer im Ovar (Stroma, Hiluszellen) sowie in der Nebennierenrinde gebildet werden, in den Stromazellen des Fett- und Muskelgewebes und in der Leber aromatisiert werden können. Die Hauptquelle ist Androstendion, das in Estron umgewandelt wird, sowie Testosteron, aus dem Estradiol entsteht. Auch Estrogene werden im ovariellen Stroma produziert. Von Bedeutung ist, daß Estron bei niedrigen Estradiolkonzentrationen in den Zielorganen selbst (z.B. im Endometrium) in erheblichem Maße in das proliferativ wirkende Estradiol umgewandelt werden kann. Die Aromatisierungsrate unterscheidet sich im Klimakterium nicht von der in der Postmenopause. Der Testosteronspiegel sinkt im Klimakterium und in den ersten Jahren der Postmenopause nicht ab, während Androstendion und DHEA-S allmählich abnehmen. Testosteron entsteht zu 20% aus DHEA – das im Gleichgewicht mit dem DHEA-S steht – und zu 60% aus Androstendion. Da DHEA-S und Androstendion zum großen Zeil adrenalen Ursprungs sind, findet man bei Frauen mit Adipositas oder unter Streß erhöhte Androgenspiegel und häufig auch ansteigende Estrogene. Der SHBG-Spiegel ist im Präklimakterium und Klimakterium keinen Veränderungen unterworfen und nimmt erst kurz vor der Menopause und danach parallel zu den sinkenden Estrogenkonzentrationen ab.

Diagnose der Menopause

Das Eintreten der Menopause, d.h. der letzten Menstruationsblutung, läßt sich nur retrospektiv festlegen. Wenn man Hormonbestimmungen zur Diagnose der Menopause heranziehen will, so muß bedacht werden, daß es bei 60% der Frauen nach dem ersten starken Gonadotropinanstieg noch zu Ovulationen kommt, und zwar bis zu 2,5 Jahre danach. Deshalb besitzt ein einzelner FSH-Befund im postmenopausalen Bereich wenig Aussagekraft. Erst wenn sich bei mehreren Bestimmungen im Abstand von einigen Wochen der FSH-Wert konstant im postmenopausalen Bereich (über 40 ME/ml) befindet und seit mindestens 6 Monaten eine Amenorrhö besteht, kann man mit einer gewissen Sicherheit das Erreichen der Postmenopause annehmen.

Postmenopause

Nach der Menopause steigen innerhalb von 2–3 Jahren der FSH-Spiegel auf das 15- bis 20fache und der LH-Spiegel auf das 3- bis 5fache der Werte in der Follikelphase eines ovulatorischen Zyklus an. In den folgenden Jahren nehmen die Serumkonzentrationen der Gonadotropine allmählich wieder ab, so daß man bei einigen Frauen 30 Jahre nach der Menopause Werte finden kann, die denen der Prämenopause entsprechen.

Der Anstieg der Gonadotropine ist eine direkte Folge des Ausfalls der ovariellen Hormone Estradiol, Progesteron und Inhibin, die während der Follikelreifung bzw. nach der Ovulation entstehen. Aufgrund des fehlenden Feedbackeffekts steigen die Serumspiegel des LH mäßig und des FSH stark an. Dieser Unterschied zwischen FSH und LH beruht auf dem Abfall des Inhibins, das die Freisetzung des FSH aus dem Hypophysenvorderlappen selektiv hemmt. Aufgrund der hohen Werte läßt sich die pulsatile Freisetzung der Gonadotropine nunmehr deutlich erkennen. Die Frequenz der Sekretionspulse entspricht mit 1–2 h der in der Follikelphase eines Normalzyklus, während die Amplituden nach der Menopause weitaus höher sind. Der durchschnittliche Estradiolspiegel nimmt in den ersten 3 Jahren nach der Menopause um etwa ein Drittel ab und sinkt langfristig auf 20–30% der prämenopausalen Werte ab. Ein kleiner Teil des Estradiols stammt zwar direkt aus den Hiluszellen und dem Stroma der ovariellen Kortex; in erster Linie entstehen jedoch die Estrogene der postmenopausalen Frau im Fett- und Muskelgewebe durch Aromatisierung von Androgenen bzw. Androgenpräkursoren. Beispielsweise entsteht aus Testosteron Estradiol und aus Androstendion Estron, das wiederum in der Leber und anderen Organen in Estradiol umgewandelt werden kann. Dementsprechend korreliert der Estrogenspiegel mit dem Körpergewicht und ist bei adipösen Frauen in der Postmenopause erhöht. Er reicht aus, um bei längerer ungehinderter Einwirkung eine Endometriumhyperplasie und uterine Blutungen zu verursachen. Aus diesem Grunde kann bei adipösen Patientinnen eine regelmäßige Gestagengabe erforderlich sein.

Der Testosteronspiegel verändert sich nach der Menopause nicht, während Androstendion, DHEA und DHEA-S deutlich abfallen. Etwa 30–40% des

Testosterons stammen aus den Hiluszellen und dem Stroma des ovariellen Kortex, wobei die Produktion teilweise unter dem Einfluß der Gonadotropine steht. Dies bedeutet, daß das postmenopausale Ovar noch immer als funktionelles Organ anzusehen ist. Dagegen sind Androstendion und DHEA-S überwiegend adrenalen Ursprungs. Deshalb zeigen diese Androgenpräkursoren ebenso wie Testosteron, das zum Teil aus diesen Steroiden gebildet wird, einen zirkadianen Rhythmus mit einem Maximum um 8.00 Uhr morgens und einem Minimum am Abend. Der Abfall des DHEA-S könnte zum Teil durch den Estrogenmangel bedingt sein, da man unter einer Estrogensubstitution einen gewissen Anstieg beobachten kann. Möglicherweise stimulieren die Estrogene die Aktivität der adrenalen 17,20-Desmolase. Bei Streß und durch Rauchen kann es zu einem Anstieg der Androgene bzw. der Androgenpräkursoren kommen.

Infolge des Estrogenabfalls nimmt nach der Menopause auch der SHBG-Spiegel um 10–20% ab, so daß das freie Testosteron ansteigt.

Im Gegensatz zu den adrenalen Androgenen ändern sich in der Postmenopause die Serumspiegel von ACTH und Kortisol nicht. Auch bei den Schilddrüsenhormonen, Vasopressin, Insulin und Glukagon kommt es zu keinen Veränderungen, während die Serumspiegel des Prolaktins, Aldosterons, des Wachstumshormons (hGH, STH) und des IGF-1 (Somatomedin) absinken.

Literatur

Kuhl H, Taubert H-D (1987) Das Klimakterium. Thieme, Stuttgart New York, 1987 S 128–147
Kuhl H, Jung-Hoffmann C (1996) Kontrazeption. Enke, Stuttgart, S 2–7
Taubert H–D (1969), Physiologie und Pathologie der Menarche. Karger, Basel New York (Pädagogische Fortbildungskurse, Bd 25, S 124–160)
Willig RP (1989) Weibliche und männliche Pubertät in Reproduktionsmedizin (Bettendorf G, Breckwoldt M, Hrsg). Fischer, Stuttgart New York, S 152–163

KAPITEL 2

Die normale Gerinnung und die Thrombophilie

P. P. Nawroth · A. Bierhaus · R. Ziegler

Zusammenfassung

Nach wie vor ist die exakte Pathogenese der venösen Thrombose unbekannt. Erschwerend für die Aufklärung der Pathogenese kommt hinzu, daß es sich bei der venösen Thrombose um eine Erkrankung handelt, bei der mehrere Ereignisse zusammenkommen müssen, um zur klinischen Manifestation zu gelangen. Daraus ergibt sich für die klinische Praxis, daß ein unsachgemäßer Einsatz der Gerinnungsanalytik dem Arzt und dem Patienten eine falsche Sicherheit und falsche „Wissenschaftlichkeit" vorspiegeln können. Dies gilt im aktuellen Sinne auch für die Frage der Gerinnungsanalyse bei Einnahme oraler Kontrazeptiva, bei denen das erhöhte Thromboserisiko bekannt ist, die Pathogenese aber nicht. Der zurückhaltende Einsatz der Labordiagnostik und die Besinnung auf die „Anamnese" als ärztliches Rüstzeug gilt z. B. für Frauen, die zum ersten Mal orale Kontrazeptiva verschrieben bekommen: eine Thrombose in der Eigenanamnese oder Familienanamnese stellt eine Kontraindikation dar. Die Bestimmung eines Gerinnungsfaktors oder -inhibitors ist unnötig, da eine falsche Sicherheit und nicht eine gesicherte pathogenetische Beziehung vorgespiegelt wird.

Einleitung

Zum Verständnis der Pathogenese der Thrombose ist es hilfreich, die grundlegenden Mechanismen der physiologischen Regulation der Gerinnung zu betrachten. Sowohl die nicht rechtzeitig erfolgende Blutstillung, als auch die zur falschen Zeit am falschen Ort einsetzende intravaskuläre Gerinnselbildung kann katastrophale Folgen haben. Daher ist eine feinregulierte Kontrolle der Gerinnung eine wesentliche Voraussetzung für die Aufrechterhaltung eines geschlossenen Kreislaufsystems [2, 3, 5, 6]. Die Kontrolle erfolgt auf verschiedenen Ebenen. Dabei spielen Enzyme, Kofaktoren, Regulatoren und zelluläre Oberflächen eine entscheidende Rolle:

Enzyme	Regulatoren	Zellen
Gerinnungsfaktoren	Inhibitoren	Thrombozyten, Monozyten,
Kofaktoren	Aktivatoren	Endothel, Fibroblasten,
Substrate	Rezeptoren	glatte Muskelzellen

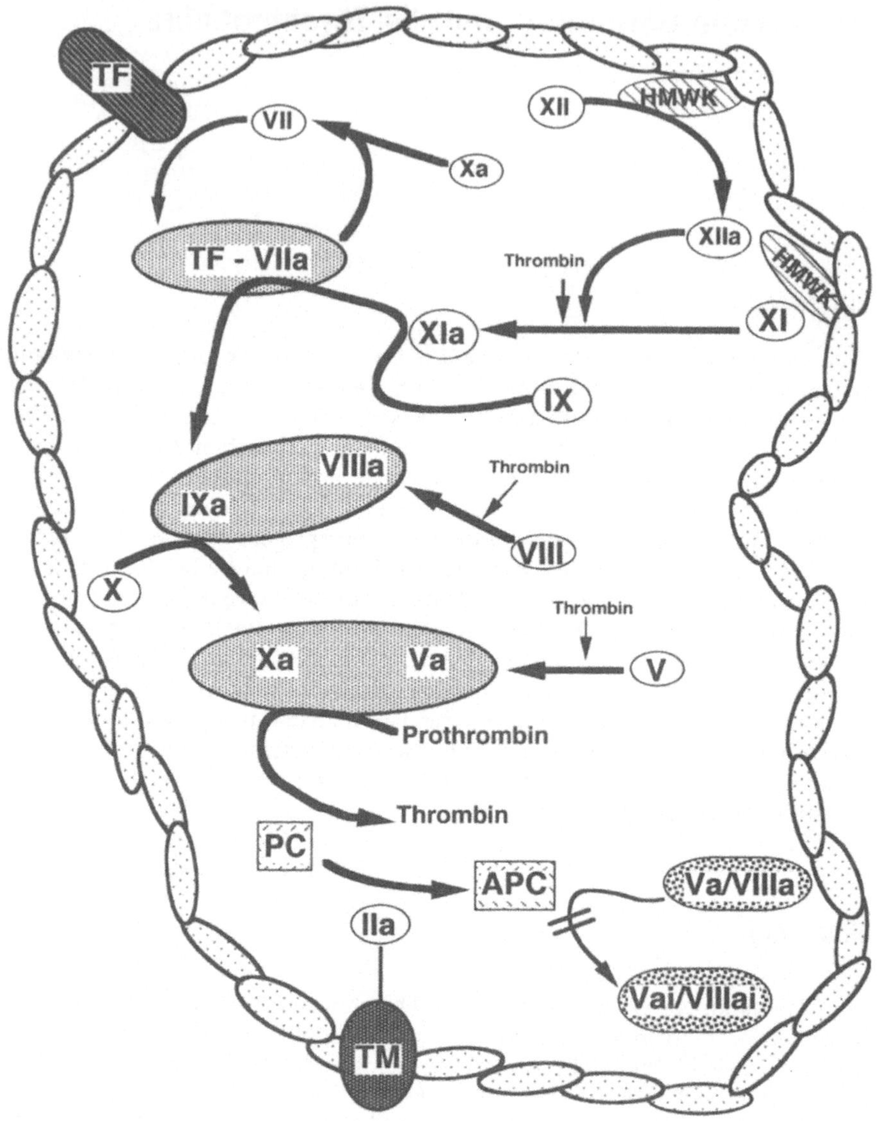

Abb. 1. Die Gerinnungskaskade (*TF* Tissue Factor, *TM* Thrombomodulin, *PC* Protein C, *APC* aktiviertes Protein C, *a* aktivierter Faktor, *i* inaktivierter Faktor)

Die Gerinnung wird in speziellen Situationen den jeweiligen Erfordernissen entsprechend unterschiedlich kontrolliert. Ein dermaßen eng reguliertes System kann daher physiologisch nicht als „Kaskade" verstanden werden, auch wenn die Betrachtung der Gerinnungsreaktion im Sinne der „Kaskaden-" oder „Wasserfallhypothese" [2, 5] immer noch ein gebräuchliches Model für die Erforschung der Gerinnung ist (Abb. 1).

Die Thrombose, eine intravaskuläre Gerinnselbildung ohne die Notwendigkeit des Abdichtens einer Gefäßverletzung, ist ein im Vergleich zur Hämostase viel langsamer ablaufender Prozeß, bei dem antikoagulante plasmatische Reaktionen eine Möglichkeit des Gegensteuerns haben. Dies erklärt, warum jede größere Gefäßverletzung zu einer Blutstillung führt. Hingegen verursacht aber eine Störung des antikoagulanten Potentials (z. B. ein Inhibitormangel) nur sehr selten eine Thrombose, die angesichts der Größe des gesamten Gefäßsystems letztlich nur einen sehr kleinen Anteil des Gefäßsystems betrifft.

Die Richtigkeit der „Virchow-Trias", bestehend aus Hyperkoagulabilität, Stase und Gefäßwandschaden, ist bisher für die Pathogenese der venösen Thrombose weder widerlegt noch bewiesen [1]. Moderne pathophysiologische Erkenntnisse belegen, daß einige, der im 19. Jahrhundert als widerlegt geltenden Theorien der Blutgerinnung und Thrombosebildung wieder an Aktualität gewinnen, wenn auch in neuer Nomenklatur. Basierend auf dem Virchow-Modell gibt es aber Daten zur Korrelation von Gefäßwandschäden, Situationen, in denen eine Stase auftritt, und Störungen der antikoagulanten Schutzfunktionen mit dem Auftreten von Thrombosen. Die Anamnese und der klinische Verlauf haben immer noch Vorrang vor den laboranalytischen Untersuchungen der plasmatischen Gerinnung.

Störung der Gefäßwandfunktion

Die Pathogenese einer venösen Thrombose ist Gegenstand zahlreicher Untersuchungen der letzten Jahre, wobei offen bleibt, ob die experimentell gewonnenen Ergebnisse das pathogenetische Konzept verbessern konnten, oder ob durch die experimentellen Modelle und die Anhänglichkeit an das Virchow-Postulat einer produktiven und kritisch-innovativen Entwicklung eher geschadet wurde. Das Problem der experimentellen Modelle ist, daß zumeist die Schädigung der Gefäßwand (oft mechanisch) als Methode zur Lokalisation eines Thrombus gewählt wird, anstelle der Dysfunktion des Endothels. Die nach Zerstörung des Endothels stattfindenden Reaktionen, wie Thrombozytenadhäsion, Aggregation und Aktivierung der Gerinnung am Subendothel, sind aber die gleichen wie bei der Hämostase, die nach einer Verletzung des Gefäßes eintritt. Daher gilt es zu bedenken, daß solche Modelle wenig zum Verständnis der Thrombose beitragen. Einzelne Ausnahmen sind z. B. Katheterthrombosen oder operativ entstehende Gefäßwandläsionen.

Dies bedeutet, daß auch heute noch der Mechanismus der Lokalisation eines Thrombus schlecht verstanden ist. Es gibt Tiermodelle, in denen ein Thrombus in einem prädisponierten Stromgebiet entsteht. Dies ist z. B. die okkludierende Thrombose im Stromgebiet eines Tumors nach intravenöser Applikation von Tumornekrosefaktor (TNF). TNF kann das Endothel im Stromgebiet des Tumors, aber nicht Endothelien in anderen Gefäßregionen aktivieren und Tissue Factor zu synthetisieren [8, 13], der nachweislich für die Fibrinbildung verantwortlich ist. Eine ähnliche organspezifische Fibrinablagerung wird auch bei der Tansplantatabstoßung und bei der Glomerulonephritis beobachtet.

Systemische und lokalisierte entzündliche Erkrankungen, die Wundheilung und vaskularisierte Tumoren gehen mit einer Aktivierung der plasmatischen Gerinnung einher. Diese findet sowohl intravasal (im Extremfall bis zum „capillary leak" und zur Verbrauchskoagulopathie reichend) als auch extravasal statt.

Extravasale Gerinnungsaktivierung
Fibrinöse Exsudate in: *Fibrinablagerung bei:*

Fibrinöse Exsudate in:	Fibrinablagerung bei:
Pleura	Glomerulonephritis
Perikard	Transplantatabstoßung
Tumoren	rheumatoider Arthritis
Peritoneum	Wundheilung
Gelenkkapsel	Tumorwachstum und Metastsierung

Es handelt sich dabei um Erkrankungen, bei denen die „Entzündungstheorie", die Veränderung der Gefäßwandfunktion und die Aktivierung der Gerinnung gemeinsam herangezogen werden, um das klinische Bild zu erklären. Die Gerinnungsaktivierung bei Entzündungsreaktionen ist hauptsächlich auf das plasmatische System und auf immunkompetente Zellen beschränkt. Die Thrombozytenaktivierung spielt dabei im Initialstadium eine geringere Rolle, als bei Hämostase.

Die Existenz eines Pathways der Gerinnung am Endothel [10], von der Expression des Tissue Factors und hochmolekulares Kininogen (HMWK) über Bindungsstellen für Gerinnungsfaktoren bis hin zur Synthese von Faktor V und Protein S reichend, zeigt Wege auf, die Dysfunktion der Gefäßwand auf der Endothelzellebene zu untersuchen. Die enge Verbindung der Gerinnung zur Gefäßbiologie wird auch dadurch deutlich, das der Tissue Factor nicht nur die Gerinnung initiiert, sondern unabhängig von der Gerinnung auch durch Induktion von VEGF (vascular endothelial cell growth factor) die Angiogenese [12].

Hyperkoagulabilität durch Aktivierung membranständiger Bindungsproteine für Gerinnungsfaktoren

Eine moderne Möglichkeit, die bei der plasmatischen Gerinnung zu beobachtenden Prozesse zu verstehen, ist die Untersuchung der Gerinnung an zellulären Modellen.

Bei der Gerinnung untersuchte Zellsysteme

Monozyten/Makrophagen	Fibroblasten
Thrombozyten	Endothelzellen
Alveoläre Zellen	Tumorzellen
Glatte Muskelzellen	Glomeruläre Zellen

Zellen können aktiv auf Stimuli, wie z. B. Zytokine, durch Expression von Rezeptoren reagieren. Rezeptoren für Gerinnungsfaktoren können sowohl pro- als auch antikoagulante Reaktionen initiieren.

Kontrolle durch Rezeptorexpression

Einer der wesentlichen Kontrollschritte ist die Lokalisation der Gerinnungsreaktion. Die Phospholipidzusammensetzung einer Zelle ebenso wie die kontrollierte Expression spezifischer Rezeptoren für Gerinnungsfaktoren und deren Komplexe sind Mechanismen einer örtlichen und zeitlichen Begrenzung der Gerinnungsreaktion.

Rezeptoren/Bindungsproteine
Tissue Factor (Gewebsthromboplastin)
Hochmolekulares Kininogen (HWK) und Thrombomodulin
Faktor-IX-Bindungsprotein (Bedeutung unbekannt)

Tissue Factor und HMWK können prokoagulante Reaktionen initiieren, während Thrombomodulin durch Bindung des Endprodukts der Gerinnung, also von Thrombin, antikoagulante Reaktionen (Inhibition von Kofaktoren) initiiert. Endothel und Monozyten exprimieren unter physiologischen Bedingungen keine nennenswerten Mengen der prokoagulanten Rezeptoren. Allerdings können sie stimuliert werden, diese zu synthetisieren und zu exprimieren. Stimuli, die Tissue Factor und HMWK induzieren, supprimieren gleichzeitig Thrombomodulin.

Stimulatoren der Rezeptorexpression
- Mediatoren der Immunantwort (Zytokine, Komplementfaktoren, Lipopolysaccharide, Radikale)
- Viren
- Thrombin
- Beim Diabetes mellitus anfallende „advanced glycation end products"
- Oxidiertes LDL
- Angiogenesefaktoren und andere Tumorprodukte

Da nicht nur der Tissue Factor, sondern auch HMWK durch die oben genannten Stimuli induziert wird, ist die frühere Einteilung in die durch den Tissue Factor initiierte „extrinsische" und die durch den HMWK-Faktor XIa initiierte „intrinsische" Gerinnung nicht mehr aktuell. Nur für die Hämostase und Verbrauchskoagulopathie ist erwiesen, daß der Tissue Factor der entscheidende Initiator der plasmatischen Gerinnung ist. Für andere Erkrankungen mit lokaler oder disseminierter Fibrinbildung ist der molekulare Mechanismus unbekannt. Es gibt keinen Beweis, daß HMWK keine Rolle spielt,

ebensowenig wie bewiesen ist, daß der Tissue Factor alleIn die Gerinnung
aktiviert.

Der Tissue Factor und HMWK sind nicht die einzigen zellulären Bindungsproteine, über die die plasmatische Gerinnung initiiert werden kann.

Alternative Wege der Faktor-VII-unabhängigen Faktor-X-Aktivierung
Direkter Faktor-X-Aktivator (Tumorzellen)
Mac-1-(ein Faktor X und Fibrinogen bindendes Integrin) vermittelte Faktor-X-Aktivierung
Hypoxie-induzierter Faktor-X-Aktivator

Eine Störung der Gefäßwandfunktion kann aber nicht nur durch Zytokine
und oxidativen Streß erfolgen, sondern auch über die Bindung sogenannter
„advanced glycation end products" (AGE-Proteine = AGE) an ihren Rezeptor
RAGE [9]. Die AGE entstehen vermehrt bei Patienten mit Diabetes melitus,
M. Alzheimer und führen nach Bindung an RAGE zur Aktivierung von „nuclear factor kappa B" (NFkB) [11]und Initiierung der Gerinnung. Das Konzept AGE-RAGE bietet die Möglichkeit, chronische Erkrankungen in zellbiologischen Modellen mit perpetuierter Zellaktivierung zu untersuchen. Dies
ist ein wesentlicher Fortschritt in der Zellbiologie, denn bisherige In-vitro-
Modelle, wie z. B. die Zytokin-stimulierte Zelle, sind Akutmodelle, in denen
die Aktivierung der Zelle nur über wenige Stunden anhält und damit nicht
der klinischen Situation einer chronischen Reaktion entspricht. Das Arbeitsgebiet der Gefäßwandfunktion gibt z. Z. noch die größten Rätsel auf.

Hyperkoagulabilität durch Störung
der antikogulanten Schutzmechanismen

Die Biochemie der plasmatischen Gerinnung ist am besten nachvollziehbar,
wenn man sie aus dem Blickwinkel der Regulation betrachtet, d. h. nicht aus
der Sicht des unumkehrbar ablaufenden Prozesses, sondern aus der Sicht des
Prozesses, der an allen Schritten mehrfacher Kontrolle unterliegt (Abb. 1).

Es läßt sich in vitro die „Wasserfall-" oder „Kaskadenhypothese" [2, 5] der
Gerinnung belegen. Unter physiologischen und pathophysiologischen Bedingungen läuft aber die Gerinnung nicht immer bis zu ihrem Endprodukt Fibrin kaskadenartig sich selbst amplifizierend ab, wie es durch die Begriffe
„Wasserfall" und „Kaskade" impliziert wird. Die Amplifikation trifft wohl nur
auf die Blutstillung zu. In anderen Situationen können die Gerinnungsreaktionen an jeder Stelle unterbrochen werden. Daher werden im folgenden weniger Amplifikationsmechanismus oder die Unumkehrbarkeit einer „Kaskade" bzw. eines „Wasserfalls" betont, sondern die multiplen regulatorischen
Möglichkeiten eines Enzymsystems beschrieben, bei dem die Produkte eines
Schrittes nur unter bestimmten Bedingungen die Möglichkeit haben, den
nächsten Schritt einzuleiten.

> **Regulatorische Mechanismen der plasmatischen Gerinnung**
> Rezeptorexpression
> Aktivierung der Proenzyme
> Aktivierung der Kofaktoren
> Oberflächenbindung
> Komplexbildung
> Struktur
> Feedbackmechanismen
> Syntheseort
> Zell-Zell-Interaktion

Ein anderer zur Hyperkoagulabilität führender Weg ist der die Störung antikoagulanter Kontrollmechanismen [7]. Dazu zählen der Verlust der endothelialen Thrombomodulinexpression (bei einem Patienten wurde eine Thrombomodulinmutante als wahrscheinliche Ursache der Thrombose beschrieben) und der Verlust der antikoagulanten Glykosaminoglykane. Die bisherige Datenlage zur Bedeutung der Fibrinolyse ist nicht ausreichend. Von wenigen Ausnahmen abgesehen (z. B. lyseresistente Fibrinmoleküle) ist es völlig unklar, ob z. B. ein erhöhter Plasminogenaktivator-Inhibitor ein Epiphänomen oder eine Ursache einer Thrombose ist. Es entstand viel Verwirrung durch Studien, in denen die Veränderung eines Parameters bei Patienten mit venöser Thrombose als Ursache der Thrombose angenommen wurde. Dies gilt auch für viele Studien zur Erklärung der Pathogenese der Thrombose bei Einnahme oraler Kontrazeptiva.

Belegt ist die Bedeutung einer Störung von Inhibitoren der Gerinnung [4]. Die häufigste hereditäre Störung ist die APC-Resistenz. Sie ist die Resistenz des aktivierten Faktor Va gegen aktiviertes Protein C (APC).

Kontrolle durch Komplexbildung und Oberflächenbindung

Kontrolle durch Komplexbildung

Erst der an der richtig zusammengesetzten Oberfläche (negativ geladene Phospholipide, Rezeptoren, Bindungsproteine) korrekt gebildete Komplex ermöglicht die katalytische optimale Spaltung des Substrats.

> **Bestandteile gerinnungsaktiver Komplexe**
> Enzym
> Kofaktor
> Substrat
> Ca^{2+}-Ionen
> Oberfläche

Die Plasmakonzentration z. B. von Faktor X (0,17 µmol/l) ist zu niedrig, um bei einer im gleichen Bereich liegenden Dissoziationskonstante (0,19 µmol/l) von physiologischer Relevanz zu sein. Die Aktivierung des Proenzyms zum Enzym und die Interaktion mit aktivierten Kofaktoren führt zu einer (kinetisch gemessenen) 1000fachen Erhöhung der Dissoziationskonstante (auf 0,8 nmol/l).

Protein	Plasmakonzentration (μmol/l)	Proteinmembran Kilodalton (μmol/l)	Kilodalton (kinetisch) (nmol/l)
X	0,17	0,19	
Xa, Va, PSPC, Ca^{2+}	?	–	0,8

Die Erhöhung der Dissoziationskonstante bewirkt, daß sich auch unter physiologischen Bedingungen die aktivierten Komplexe bilden können.

Kontrolle durch Oberflächenbindung

Die Oberflächenbindung beeinflußt alle Kontrollmechanismen der plasmatischen Gerinnung.

Kontrollmechanismen der plasmatischen Gerinnung
Inhibition durch an die aktive Seite bindende Proteine
Degradation durch enzymatisch aktive Inhibitoren
Autoinaktivierung
Autoaktivierung
Abbau des Endprodukts (s. unter Fibrinolyse)

Kinetische Überlegungen verdeutlichen, daß weniger die Möglichkeit einer „kaskadenartigen Reaktion", sondern vielmehr die Oberflächenbindung die Gerinnung kontrolliert.

Kontrolle durch Feedbackmechanismen

Feedbackmechanismen stellen eine wirkungsvolle Kontrolle der Gerinnung dar, ihre Existenz widerlegt aber die simplifizierte Auffassung der Gerinnung als einer „Kaskade."

Beispiele eines positiven Feedback
Faktor-XI und -XIII-Aktivierung durch Thrombin
Faktor-V- und -VIII-Aktivierung durch Faktor Xa und Thrombin

Beispiele eines negativen Feedback
Inaktivierung von Faktor Va und VIIIa durch Thrombin
Aktivierung von Protein C
– durch Thrombin-Thrombomodulin-Interaktion
– durch Faktor-Xa-Thrombomodulin-Interaktion

Kontrolle durch den Ort der Faktorensynthese

Fast alle plasmatischen Gerinnungsfaktoren werden in der Leber synthetisiert. Ausnahmen bilden die Faktoren V und Protein S, die beide auch in Monozyten und im Endothel gebildet werden. Es ist eine Spekulation, daß die geringe endotheliale Syntheserate Faktor V nur die Bildung geringer Thrombinmengen gewährleisten soll, die für die Thrombin-Thrombomodulin-Interaktion nötig sind.

Kontrolle durch Zell-Zell-Interaktion

Verschiedene Prozesse der plasmatischen Gerinnung sind durch Zell-Zell-Interaktion geregelt.

Kontrolle der Gerinnung durch Zell-Zell-Interaktion	
Faktor	*Zellen*
Tissue Factor-Synthese	Monozyten-Endothel
Tissue Factor-Synthese	Hämoglobin potenziert Endotoxin
Tissue Factor-Synthese	Thrombozyten pontenzieren Synthese von Tissue Factor
Prothrombinase	Alle Zellen, v. a. Thrombozyten
Fibringerinsel	Fibrin-Erythrozyten-Komplex

Die endotheliale Synthese von Faktor V reicht nicht aus, um größere Mengen Thrombin zu bilden. Dies wird durch Rekrutierung von Thrombozyten ermöglicht, die dann durch die Freisetzung von Faktor V die Thrombinbildung amplifizieren können.

Literatur

1. Bauer A, Mall K (1995) Hämostase, Thrombose und Embolie. Hämostaseologie 15:92–99
2. Davie EW, Ratnoff OD (1964) Waterfall sequence for intrinsic blood coagulation. Science 145:1310–1312
3. Furie B, Furie BC (1992) Molecular and cellular biology of blood coagulation. N Engl J Med 326:800–806
4. Lane DA, Nannuccie PM, Bauer KA (1996) Inherited thrombophilia: Part 1. Thromb Haemost 76:651–662
5. MacFarlane RG (1964) An enzyme cascade in the blood clotting mechanism and its function as a biochemical amplifier. Nature 202:498–499
6. Mann KG, Nesheim ME, Church WR, Haley P, Krishnawamy S (1990) Surface dependent reactions of the vitamin K-dependent enzyme complexes. Blood 76:1–16
7. Nawroth PP, Handley D, Esmon CT, Stern D (1986) Interleukin 1 induces endothelial cell procoagulant while suppressing cell surface anticoagulant activity. Proc Natl Acad Sci USA 83:3460–3464
8. Nawroth PP, Handley DA, Matsueda G, deWaal R, Gerlach H, Blohm D, Stern DM (1988) Tumor necrosis factor/cachectin-induced intravascular fibrin formation in meth-A fibrosarcomas. J Exp Med 168:637–647
9. Schmidt AM, Hori O, Brett J, Yan SD, Wautier JL, Stern D (1994) Cellular receptors for advanced glycation end products. Arterioscler Thromb Vasc Biol 14:1521–1528

10. Stern DM, Nawroth P, Handley D, Kisiel W (1985) An endothelial cell dependent pathway of coagulation. Proc Natl Acad Sci USA 82:2523–2527
11. Yan SD, Chen X, Fu J (1996) RAGE and amyloid beta-peptide neurotoxicity in Alzheimers disease. Nature 382:685–691
12. Zhang Y, Deng J, Luther T (1994) Tissue factor controls the balance of angiogenic and antiangiogenic properties of tumor cells. J Clin Invest 94:1320–1327
13. Zhang Y, Deng Y, Wendt T (1996) Intravenous somatic gene transfer with antisense-tissue factor restores blood flow by reducing tumor necrosis factor induced tissue factor expression and fibrin deposition in mouse meth-A sarcomas. J Clin Invest 97:2213–2224

Veränderungen der Blutgerinnung unter Ovulationshemmung, in der Schwangerschaft und in der Menopause

B. Kemkes-Matthes

Zusammenfassung

Sowohl in der Schwangerschaft als auch unter Therapie mit oralen Kontrazeptiva besteht ein erhöhtes Thromboembolierisiko: In der Schwangerschaft ist die Lungenembolie die häufigste Todesursache, das Risiko eine Thrombose zu erleiden beträgt ca. 1%. Unter oralen Kontrazeptiva der 2. und 3. Generation ist das Thromboserisiko auf das ca. 4fache gegenüber der gesunden Normalbevölkerung erhöht.

Die pathophysiologischen Hintergründe für das erhöhte Thromboserisiko dieser Patientengruppen sind vielfältig, östrogenabhängige Gerinnungsveränderungen scheinen jedoch eine wesentliche Rolle zu spielen. Im einzelnen kommt es zur Erhöhung des prokoagulatorischen Potentials im Sinne erhöhter Spiegel einzelner Gerinnungsfaktoren sowie zur Verminderung des antikoagulatorischen Potentials durch Verminderung von Gerinnungsinhibitoren – so z.B. in der Schwangerschaft zu progredienter Verminderung von Protein S bis hin zu Werten, wie sie von heterozygoten Protein-S-Mangelpatienten bekannt sind. Darüber hinaus kommt es in der Schwangerschaft zum Auftreten einer pathologischen APC-Ratio (Resistenz gegen aktiviertes Protein C). Diese Veränderung ist vermutlich auch ein wichtiger Mosaikstein in der Pathogenese thrombotischer Komplikationen unter oraler Kontrazeption – zumal inzwischen bekannt ist, daß die Faktor-V-Leiden-Mutation sich klinisch häufig durch thromboembolische Komplikationen in Schwangerschaft und unter oraler Kontrazeption manifestiert. Über die geschilderten Veränderungen hinaus werden Thrombozytenaktivierung und Veränderungen des fibrinolytischen Systems beschrieben, die ebenfalls zur Entstehung eines „hypercoagulable state" beitragen können.

Einleitung

Sowohl in der Schwangerschaft, als auch unter der elektiven Gabe oraler Kontrazeptiva und – wie wir seit kurzem wissen – auch unter Östrogensubstitution in der Menopause besteht ein erhöhtes Thromboserisiko. Die Ursachen für die erhöhte Thrombosegefährdung sind, insbesondere in der Schwangerschaft, multifaktoriell.

Hormonabhängige Gerinnungsveränderungen spielen in der Pathophysiologie der Thromboseentstehung sowohl unter oraler Kontrazeption als auch in der Schwangerschaft und bei Östrogensubstitution in der Menopause jedoch die wesentliche Rolle.

Ovulationshemmug – orale Kontrazeptiva

Seit Ende der 80er Jahre benutzen weltweit ca. 60 Mio. Frauen orale Kontrazeptiva.

Heute sind 3 Generationen oraler Kontrazeptiva bekannt, die sich bezüglich ihres Östrogen- bzw. Gestagengehaltes, aber auch bezüglich ihres Thromboserisikos unterscheiden:

1. Generation: 75–100 µg Östrogen,
                    11 fach erhöhtes Thromboserisiko.
2. Generation: unter 50 µg Östrogen.
                    Gestagenkomponente: Levonorgestrel, Norethisteron
                    4 fach erhöhtes Thromboserisiko.
3. Generation: Östrogen meist unter 30 µg.
                    Gestagenkomponente: Desogestrel oder Gestodene,
                    8 fach erhöhtes Thromboserisiko.

Die z. Z. am häufigsten verschriebenen Ovulationshemmer sind Kontrazeptiva der 2. Generation. Die Hoffnung, daß sich die Thromboserate mit sinkender Östrogenkomponente bei den Präparaten der 3. Generation vermindern würde, hat sich nicht bestätigt – Präparate der 3. Generation haben im Vergleich zu Präparaten der 2. Generation sogar ein doppelt so hohes Thromboserisiko. Dieser Umstand führte Anfang 1996 zu Zulassungsbeschränkungen für orale Kontrazeptiva der 3. Generation.

Als wesentliche Ursache für das Thromboserisiko unter oraler Kontrazeption werden hormonabhängige Gerinnungsveränderungen angesehen.

Eine zentrale Bedeutung bezüglich Gerinnungsveränderungen unter oraler Kontrazeption haben Veränderungen von Gerinnungsinhibitoren: Abhängig von der verwendeten Östrogendosis werden verminderte Protein-S-Spiegel gemessen, die Verminderung erreicht bei einigen Patientinnen ein Ausmaß wie bei hereditärem heterozygotem Protein-S-Mangel mit Thromboseneigung. Darüber hinaus wird eine verminderte APC-Ratio (APC = „aktiviertes Protein C") beobachtet. Die Protein-C-Aktivität und das Antithrombin III (AT III) sind unter der Einnahme oraler Kontrazeptiva nicht verändert. Über thrombozytäre Veränderungen unter oraler Kontrazeption sind kaum Daten bekannt. In der Summe kommt es jedoch zu einer allgemeinen Gerinnungsaktivierung, die sich im Anstieg von Aktivierungsmarkern des plasmatischen Systems wie z. B. von Prothrombinfragment F 1+2 äußert. Erhöhte D-Dimer-Spiegel werden als Zeichen einer reaktiven Steigerung des endogenen Fibrinolysesystems bewertet.

Menopause

Die Substitution von Östrogen in der Menopause wird in den letzten Jahren zunehmend propagiert, um das Osteoporoserisiko zu senken und darüber hinaus eine kardiovaskuläre Protektion zu erreichen. Die erhöhte Thrombosegefährdung unter Östrogensubstitution wurde lange Zeit kontrovers diskutiert. Studien aus dem Jahr 1996 haben aber die Zweifel beseitigt. Sie zeigten, daß das Thromboserisiko unter Östrogensubstitution auf das doppelte bis 3fache im Vergleich zu Frauen der gleichen Altersstufe ohne Substitution erhöht ist und ca. 2 bis 3:10 000 Frauenjahre beträgt. Es ist naheliegend, als Ursache der erhöhten Gefährdung ähnliche Gerinnungsveränderungen zu vermuten wie unter oraler Kontrazeption. Die hierzu vorliegenden Untersuchungen sind spärlich, zeigen aber im wesentlichen – ähnlich wie unter Ovulationshemmung – Veränderungen von Gerinnungsinhibitoren im Sinne einer Protein-S-Verminderung. Protein C ist unverändert, AT III zeigt gegenüber Frauen ohne Substitutionsbehandlung ebenfalls leicht verminderte Werte. Über Veränderungen der APC-Ratio liegen bisher keine Ergebnisse vor. Als Ausdruck der Gerinnungsaktvierung können erhöhte Spiegel von Prothrombinfragment F 1+2 und Fibrinopeptid A nachgewiesen werden. Das Ausmaß der Gerinnungsveränderungen ist – ähnlich wie unter oraler Kontrazeption – abhängig von der Östrogendosis des verwendeten Präparates.

Schwangerschaft

Das Risiko, in der Schwangerschaft bzw. im Wochenbett eine Thrombose zu erleiden, ist beträchtlich höher als unter oraler Kontrazeption. Die Lungenembolie ist die häufigste Todesursache in der Schwangerschaft. Die Inzidenz thromboembolischer Komplikationen beträgt:

0,05–1,8% während der Schwangerschaft,
0,08–1,2% im Wochenbett,
2,20–3,0% nach Sectio.

Die pathophysiologischen Hintergründe für das erhöhte Thromboserisiko in der Schwangerschaft sind vielfältig; östrogenabhängige Gerinnungsveränderungen scheinen jedoch eine wesentliche Rolle zu spielen. Es werden beobachtet:

Veränderungen des prokoagulatorischen Potentials,
Veränderungen von Gerinnungsinhibitoren,
Veränderungen des fibrinolytischen Systems,
Veränderungen von Thrombozyten.

Veränderungen des prokoagulatorischen Potentials betreffen einen Anstieg einzelner Gerinnungsfaktoren: spätestens ab der 20. Schwangerschaftswoche kommt es zum Anstieg von Fibrinogen, Faktor II, V, VII (Angaben unterschiedlich), VIII: C und des Willebrand-Faktors auf Werte zwischen 160 und 310% der Norm. Die Faktoren IX, X und XII steigen auf Werte zwischen 110 und 190% der Norm an. Faktor XI und Faktor XIII fallen leicht ab, bleiben jedoch innerhalb des Normbereichs.

Als Hinweis auf eine vermehrte Gerinnungsaktivierung werden im Verlauf der Schwangerschaft ansteigende Spiegel von Aktivierungsmarkern der plasmatischen Gerinnung gemessen, wie z.B. TAT-Komplexe, Fibrinopeptid A (FPA) oder Fibrinmonomere (FM).

Veränderungen von *Gerinnungsinhibitoren* betreffen v. a. Veränderungen im Bereich des Protein-C-/Protein-S-Systems: Sowohl Protein S als auch die aPC-Ratio fallen während der normalen Schwangerschaft ab und können gegen Ende der Schwangerschaft Werte erreichen, wie sie von Patientinnen mit heterozygotem Protein-S-Mangel oder heterozygoter F-V-Leiden-Mutation bekannt sind. Protein C selbst und AT III bleiben bei der normalen Schwangerschaft unverändert, ebenso das C4b-Bindungsprotein. Der „extrinsic pathway inhibitor" (EPI) steigt dagegen während des Schwangerschaftsverlaufs leicht an und liegt in den letzten Schwangerschaftswochen um 125% über der Norm.

Die Veränderungen des *fibrinolytischen Systems* in der Schwangerschaft sind komplex. Neben Anstiegen von Plasminogen und Tissue-plasminogenaktivator (t-PA) wird auch ein Anstieg der Plasminogen-Aktivator-Inhibitoren 1 und 2 (PAI-1 und PAI-2) beschrieben. Das bedeutet, daß sowohl ein Anstieg des pro- wie auch des anti-fibrinolytischen Potentials vorliegt. Erhöhte D-Dimerspiegel weisen darauf hin, daß es im Verlauf der Schwangerschaft in der Summe zu einer (kompensierten) Aktivierung des Fibrinolysesystems kommt.

Die *Thrombozyten* bleiben bezüglich Anzahl und Überlebenszeit während der normalen Schwangerschaft unverändert (einzelne Autoren beschreiben allerdings einen Trend zu fallenden Thrombozyten).

Ein Anstieg von Plättchenfaktor 4 und β-Thromboglobulin auf ca. das Doppelte der Norm weist auf eine Thrombozytenaktivierung während der Schwangerschaft hin.

Die vielfältigen in der Schwangerschaft zu beobachtenden Veränderungen sind sicher (mit)verantwortlich für das erhöhte Thromboserisiko bei Schwangerschaft und Wochenbett. Andererseits muß man fragen, ob die allgemeine Aktivierung des Gerinnungssystems nicht lediglich die notwendige Ablagerung von Fibrin in der plazentaren Gefäßwand widerspiegelt und somit eine Art „Geburtsvorbereitung" darstellt. Unter der Geburt muß bei Ablösung der Plazenta immerhin ein Blutfluß von 800 ml/min gestoppt werden. Folglich sollte man in bezug auf die Gerinnungsveränderungen in der Schwangerschaft nicht von einem „hypercoagulable state", sondern von einem „geänderten physiologischen Zustand" sprechen, ähnlich wie es Mammen im Jahr 1990 ausdrückte: „During pregnancy, a „new" physiologic state may be needed to maintain the placental-uterine interface to prepare for the hemostatic challenge associated with delivery" (Gerbasi et al. 1990).

Risikokonstellationen für das Auftreten thromboembolischer Komplikationen in der Schwangerschaft und unter oraler Kontrazeption – sind Screeninguntersuchungen sinnvoll?

Die pathophysiologischen Hintergründe für die Thromboseentstehung in der Schwangerschaft und unter oraler Kontrazeption sind multifaktoriell, Veränderungen des Gerinnungssystems scheinen jedoch eine wichtige Rolle zu spielen. In diesem Zusammenhang ist es naheliegend, daß Frauen, bei denen eine hereditäre thrombophile Diathese vorliegt, sowohl in der Schwangerschaft als auch unter oraler Kontrazeption besonders gefährdet sind, thromboembolische Komplikationen zu erleiden. Die Prävalenz hereditärer thrombophiler Diathesen und das relative Risiko bezüglich des Auftretens thromboembolischer Komplikationen mit (RR mit OC) bzw. ohne orale Kontrazeption (RR) im Vergleich zur Normalbevölkerung wurde von Bauersachs et al. (1996) wie folgt angegeben:

	Prävalenz [%]	RR	RR mit OC
APC-Resistenz	3,0–5,0	8	35
Protein-C-Mangel	0,1–0,5	9	15
Protein-S-Mangel	0,1–0,5	2–8	8
AT-III-Mangel	0,02–0,2	4	32

Das bedeutet, daß insbesondere Patientinnen mit APC-Resistenz bzw. mit AT-III-Mangel unter oraler Kontrazeption ein erheblich erhöhtes Risiko haben, thromboembolische Komplikationen zu erleiden. Während der AT-III-Mangel sehr selten ist und epidemiologisch daher keine wesentliche Rolle spielt, handelt es sich bei der APC-Resistenz um einen häufigen Defekt. Wir wissen heute, daß bei 30% der Frauen mit unter oraler Kontrazeption aufgetretener Phlebothrombose eine pathologische APC-Resistenz als (Mit)ursache diagnostiziert werden kann. Beim Auftreten von Phlebothrombosen in der Schwangerschaft liegt diese Zahl mit 60% sogar doppelt so hoch.

Trotz dieser imponierenden Zahlen erscheint die allgemeine Empfehlung zu einem Thrombophilie- oder APC-Screening vor geplanter Einnahme oraler Kontrazeptiva oder vor geplanter Schwangerschaft nicht vertretbar. Gegen ein allgemeines Screening sprechen zum einen Kostengründe, zum anderen die Tatsache, daß die Wahrscheinlichkeit, trotz nachgewiesenem APC-Defekt keine Thrombose unter oraler Kontrazeption oder in der Schwangerschaft zu erleiden, deutlich höher ist als das Risiko des Auftretens einer thromboembolischen Komplikation. – Um eine einzige tiefe Beinvenenthrombose zu vermeiden, müßten mehr als 400 Frauen auf orale Kontrazeptiva verzichten.

Falls anamnestisch bei der Patientin selbst oder auch nur in der Familienanamnese thromboembolische Komplikationen bekannt sind, sollte die Indikation zu einem Thrombophiliescreening jedoch großzügig gestellt werden. Beim Nachweis einer thrombophilen Diathese und Zustand nach Thrombose sollte von der Einnahme oraler Kontrazeptiva abgeraten werden. Bezüglich geplanter Schwangerschaften muß die betreffende Patientin ausführlich über das erhöhte Thromboserisiko aufgeklärt werden, u.U. ist eine gerinnungshemmende Therapie für die gesamte Dauer der Schwangerschaft indiziert.

Weiterführende Literatur

Alkjaersig N, Fletcher AP, Zeigler D, Steingold KA, Meldrum DR, Judd HL (1988) Blood coagulation in postmenopausal women given estrogen treatment: Comparison of transdermal and oral administration. J Lab Clin Med 111:224–228
Ballegeer V, Mombaerts P, Declerck PJ, Spitz B, Van Assche FA, Collen D (1987) Fibrinolytic response to venous occlusion and fibrin fragment. D-dimer levels in normal and complicated pregnancy. Thromb Haemost 58(4):1030–1032

Balteskard L, Brox JH, Osterud B (1993) Thromboxane production in the blood of women increases after menopause whereas tumor necrosis factor is reduced in women compared with men. Atherosclerosis 102:91–98

Bauersachs S, Kuhl H, Lindloff-Last E, Ehrly AM (1996) Thromboserisiko bei oralen Kontraceptiva: Stellenwert eines Thrombophilie-Screenings. Vasa 25(3):209–220

Caine YG, Bauer KA, Barzegar S et al. (1992) Coagulation activation following estrogen administration to postmenopausal women. Thromb Haemost 68(4):392–395

Comp PC, Thurnau GR, Welsh J, Esmon CT (1986) Functional and immunologic protein S levels are decreased during pregnancy. Blood 68(4):881–885

Cumming AM, Tait RC, Fildes S, Yoong A, Keeney S, Hay CRM (1995) Development of resistance to activated protein C during pregnancy. Br J Haematol 90:725–727

Gerbasi FS, Bottoms S, Farag A, Mommen E (1990) Increased intravascular coagulation associated with pregnancy. Obstet Gynecol 75:385

Hellgren M (1996) Hemostasis during pregnancy and puerperium. Haemostasis 26 [Suppl 4]:244–247

Hellgren M, Svensson PJ, Dahlbäck B (1996) Resistance to activated protein C as a basis for venous thromboembolism associated with pregnancy and oral contraceptives. Gynecol Endocrinol 10(2):157–158

Kemkes-Matthes B (1996) Gerinnungsphysiologische Besonderheiten in der Schwangerschaft. In: Keller F (Hrsg) Neue Aspekte der Hämostaseologie. Medizinische Verlagsgesellschaft, Marburg

Lindcoff C, Lecander J, Astedt B (1993) Fibrinolytic components in individual consecutive plasma samples during normal pregnancy. Fibrinolysis 7:190–194

Norris LA, Bonnar J (1996) The effect of oestrogen dose and progesteron type on haemostatic changes in women taking low dose oral contraceptives. Br J Obstet Gynecol 103:261–267

Rintelen C, Mannhalter C, Ireland H, Lane DA, Knöbl P, Lechner K, Pabinger J (1996) Oral contraceptives enhance the risk of venous thrombosis at a young age in females homocygous for factor V Leiden. Br J Haematol 487–490

Schlit A-F, Col-de Beys C, Moriau M, Lavenne-Pardogne E (1996) Acquired activated protein C resistance in pregnancy. Thromb Res 1996; 84(3):203–206

Scucs T, Osterkorn D, Schramm W (1996) Gesundheitsökonomische Evaluation des Screenings auf APC-Resistenz (Mutation Leiden) bei Neuanwenderinnen von Ovulationshemmern. Med Klin 91(5):317–319

Teil II

Epidemiologische und individuelle Risiken der Thrombose

Die neuen epidemiologischen Studien zur Thromboseinzidenz bei Ovulationshemmern und Substitutionspräparaten

H. KUHL

Zusammenfassung

Die jüngsten epidemiologischen Untersuchungen über den Einfluß einer Behandlung mit Sexualhormonen auf das Risiko venöser thromboembolischer Erkrankungen lassen den Schluß zu, daß die Einnahme von Ovulationshemmern das relative Risiko insgesamt auf etwa das 3fache erhöht. Dabei scheinen Präparate, die als Gestagenkomponente Gestoden oder Desogestrel enthalten, mit einem deutlich höheren Thromboserisiko verbunden zu sein als Präparate mit Levonorgestrel oder Norethisteron. Die Beobachtung, daß dieser Unterschied v. a. bei Erstanwenderinnen in Erscheinung tritt und daß die Inzidenz in den ersten 6 Anwendungszyklen am höchsten ist, deutet auf eine wichtige Rolle der Thrombophilie bei der Entwicklung dieser Komplikationen während der hormonalen Kontrazeption. Es gibt Hinweise darauf, daß gestoden- und desogestrelhaltige Ovulationshemmer das antikoagulatorische System (z.B. die Aktivität des Protein C) stärker beeinträchtigen als andere Präparate. Frühere Untersuchungen haben gezeigt, daß auch die Östrogenkomponente dosisabhängig das Thromboserisiko erhöht. Deshalb erscheint der Befund, daß bei Anwendung einer Kombination von 20 μg Ethinylestradiol mit Desogestrel das Risiko höher ist als bei einem entsprechenden Präparat mit 30 μg, z. Z. nicht erklärbar. Allerdings waren dabei überwiegend Frauen im Alter von über 35 Jahren betroffen. Auch unter der Hormonsubstitution wurde in einigen neuen Studien ein 3- bis 4fach höheres Risiko venöser thromboembolischer Erkrankungen ermittelt. Dabei handelte es sich überwiegend um Präparate mit konjugierten Östrogenen, während die Gestagenkomponente ohne Bedeutung zu sein scheint. Da auch bei bestehender Disposition das absolute Thromboserisiko sehr gering ist, ist ein allgemeines Thrombophiliescreening vor der Verordnung von Ovulationshemmern oder von Präparaten für die Hormonsubstitution wegen der ungünstigen Kosten-Nutzen-Relation nicht zu rechtfertigen. Ein selektives Screening kann dagegen bei belasteter Eigen- oder Familienanamnese die Abschätzung des individuellen Risikos erleichtern.

Ovulationshemmer

Einfluß der Östrogenkomponente

Seit der Einführung der oralen Kontrazeptiva im Jahre 1960 war ihre weitere Entwicklung weitgehend von dem Bestreben geprägt, die Nebenwirkungen und gesundheitlichen Risiken, die mit ihrer Anwendung verbunden sind, zu minimieren. Dabei kam den venösen thromboembolischen Erkrankungen eine entscheidende Rolle zu. Die bisher vorliegenden epidemiologischen Studien lassen – trotz der heterogenen Ergebnisse – den Schluß zu, daß orale Kontrazeptiva das Risiko der venösen Komplikationen auf etwa das Dreifache erhöhen [7, 13, 16, 27]. Der Verdacht, daß es v.a. die Östrogenkomponente ist, die dosisabhängig an der Entwicklung einer tiefen Beinvenenthrombose beteiligt ist, führte dazu, daß die Dosis von Ethinylestradiol (EE) in den Ovulationshemmern immer weiter gesenkt wurde. Dementsprechend bestand allgemeiner Konsens darüber, daß die Einführung der niedrig dosierten Ovulationshemmer zu einer Verminderung des Risikos venöser Thromboembolien geführt hat. Allerdings wurde diese Annahme nur von wenigen epidemiologischen Daten gestützt [13]. So konnte in einer amerikanischen Fallkontrollstudie gezeigt werden, daß die Inzidenz der Venenthrombosen unter Ovulationshemmern mit 50 µg EE um 50% höher lag als unter Präparaten mit 30 µg [9]. Soweit es die Gestagenkomponente betrifft, wurde ein Einfluß nur über eine gewisse Modulation der östrogeninduzierten Veränderungen der plasmatischen Gerinnung für möglich erachtet.

Einfluß der Gestagenkomponente

Unterschiede zwischen den Gestagenen

Unter diesen Vorzeichen war die Aufregung zu verstehen, als in 3 im Dezember 1995 im Lancet publizierten Fallkontrollstudien ein Einfluß der Gestagene auf das Risiko venöser Thromboembolien dargestellt wurde. Dabei stellte sich heraus, daß die Anwendung von Ovulationshemmern, die Gestoden (GSD) oder Desogestrel (DG) enthalten, mit einem mehr als doppelt so hohen relativen Risiko verbunden ist wie die von Präparaten mit Levonorgestrel (LNG) oder Norethisteron (NET) (Tabelle 1) [2, 11, 30, 31]. In der WHO-Studie wurde insgesamt für alle Ovulationshemmer ein relatives Risiko von 4,2 ermittelt, wobei für Präparate mit NET bzw. LNG der Wert bei 3,5 und für solche mit GSD oder DG bei 9,1 lag [31]. In der englischen Studie betrug das relative Risiko für Präparate mit LNG 4,3 und für solche mit den neueren Gestagenen 7,7, während die niederländische Untersuchung ein relatives Risiko von 4,2 für LNG- und NET-haltige und von 9,2 für GSD- und

Tabelle 1. Risiko venöser thromboembolischer Erkrankungen während der Anwendung von Ovulationshmmern; relatives Risiko der Präparate mit Gestoden oder Desogestrel im Vergleich zu Präparaten mit Levonorgestrel oder Norethisteron (Odds Ratio)

Studie	Jahr	Land	Odds Ratio
WHO Collaborative Study [31]	1995	Weltweit	2,5
Jick et al. [11]	1995	GB	2,3
Bloemenkamp et al. [2]	1995	NL	2,5
Spitzer et al. [26]	1996	Europa	1,5
Lidegaard u. Edström [20]	1996	DK	2,4 (1. Jahr)
Farmer et al. [8]	1997	GB	1,7

DG-haltige Ovulationshemmer beobachtete [2, 11]. Obwohl die Ergebnisse weitgehend übereinstimmten, wurden die Studien von den Herstellern heftig attackiert, wobei auf mögliche Fehler wie „Healthy-user-Effekt" oder „Selektionsbias" aufgrund einer bevorzugten Verordnung der neueren Präparate bei Frauen mit Risikofaktoren verwiesen wurde.

In der Folgezeit erschienen die Ergebnisse weiterer Untersuchungen zu diesem Thema. Die Transnationalstudie, die überwiegend in Deutschland und Großbritannien durchgeführt worden war, fand ein relatives Risiko von 4,0 für alle oralen Kontrazeptiva und von 5,7 für hoch dosierte Präparate. Die Unterteilung der Ovulationshemmer entsprechend der Gestagenkomponente ergab einen Wert von 3,0 für Präparate mit LNG und von 4,8 für solche mit GSD oder DG, d.h. ein um den Faktor 1,7 erhöhtes Risiko für letztere (Tabelle 1) [18, 26].

Thromboserisiko bei Erstanwenderinnen

In der Untersuchung von Spitzer et al. [26] wurde beobachtet, daß der Unterschied zwischen diesen Präparaten bei Erstanwenderinnen besonders ausgeprägt ist, denn das Risiko war in dieser Gruppe bei den GSD- und DG-haltigen Ovulationshemmern 2,7mal so hoch wie bei den LNG-haltigen. Bei Frauen, die schon längere Zeit eine orale Kontrazeption betrieben, war das Verhältnis mit 1,4 weitaus niedriger [26]. Dies ist ein deutlicher Hinweis darauf, daß die Unterschiede nicht auf einen „Healthy-user-Effekt" zurückzuführen sind. Dieser Terminus beschreibt die bekannte Tatsache, daß in erster Linie prädisponierte Frauen unter der Pille von einer Thrombose betroffen sind, welche sich überwiegend im 1. Einnahmejahr manifestiert. Da die betroffenen Frauen danach meist keine Ovulationshemmer mehr einnehmen, sind in der Gruppe von Frauen, die längere Zeit ein bestimmtes Präparat anwenden, weniger disponierte Frauen vorhanden, so daß die Rate an Thrombosen sinkt. Die vergleichsweise günstigen Ergebnisse bei den älteren LNG-haltigen Präparaten hat man mit diesem Effekt zu erklären versucht, doch beweisen die Ergebnisse bei den Erstanwenderinnen genau das Gegenteil [26]. Eine weitere Bestätigung dieser Zusammenhänge ergibt sich aus den Daten einer dänischen Fallkontrollstudie, bei der ein signifikant höheres Risiko der GSD- und DG-haltigen Präparate nur im 1. Einnahmejahr gefunden wurde (Tabelle 1) [20]. Auch die Untersuchung, die in England auf der Basis von Computerdaten des Royal College of General Practitioners durchgeführt wurde, zeigte ein 1,7fach höheres Thromboserisiko mit GSD- und DG-haltigen Präparaten [8].

Einfluß möglicher Bias

Es gab zahlreiche Versuche, die für die GSD- und DG-haltigen Ovulationshemmer ungünstigen Ergebnisse in Frage zu stellen oder herunterzuspielen [6, 8, 18, 21, 22, 24]. Sicherlich haben alle Fallkontrollstudien ihre bekannten Schwächen. Jedoch konnten die meisten Kritikpunkte deswegen ausgeräumt werden, weil die sog. Einflußfaktoren („confounding factors") weitgehend berücksichtigt worden waren und die anderen möglichen Fehler für alle Präparate zutrafen. Das Argument des „Healthy-user-Effekts" verkehrte sich ins Gegenteil und bestätigte sogar die Ergebnisse. Auch der Verweis auf ein Selektionsbias, d. h. aufgrund einer bevorzugten Verordnung der GSD- und DG-haltigen Ovulationshemmer an Frauen mit Risikofaktoren sei die erhöhte Inzidenz von thromboembolischen Erkrankungen provoziert worden, hat wenig Gewicht. Die üblichen Risikofaktoren wie Übergewicht, Hochdruck, Rauchen usw. schlagen in erster Linie bei den kardiovaskulären Erkrankungen und nicht bei den venösen zu Buche. Darüber hinaus wurden die Risikofaktoren bei allen Untersuchungen berücksichtigt, wobei sich kein nennenswerter Einfluß ergab [5, 29]. Der einzige Risikofaktor, der das relative Risiko der venösen Thromboembolien in starkem Maße beeinflußt und bei den verschiedenen Studien nicht berücksichtigt worden war, ist die Thrombophilie. Doch gerade dieses Problem ist in der niederländischen Untersuchung abgeklärt worden, wobei es sich zeigte, daß eine belastete Familienanamnese die Auswahl der Ovulationshemmer bzw. die Unterschiede zwischen den Präparaten nicht beeinflußte [2].

Präparate mit 20 µg Ethinylestradiol

Irritationen löste allerdings die Beobachtung aus, daß die Inzidenz venöser Thromboembolien unter der Behandlung mit einer Kombination von 20 µg EE und 150 µg DG deutlich höher lag als mit der Kombination von 30 µg EE und 150 µg DG [8, 18, 31]. Dies steht in offensichtlichem Widerspruch zu der eigentlich gesicherten Annahme einer Abhängigkeit des Risikos von der EE-Dosis [9, 16, 27]. Eine Erklärung könnte darin liegen, daß das 20 µg EE enthaltende Präparat in erster Linie von älteren Frauen angewandt wurde. Tatsächlich handelt es sich bei den Patientinnen, die unter der Einnahme dieses Ovulationshemmers eine thromboembolische Erkrankung erlitten haben, zu 77% um Frauen über 35 Jahre. Bei den Thrombosefällen mit anderen Ovulationshemmern gehörten dagegen nur 18,6% der Betroffenen dieser Altersgruppe an [8]. Es besteht kein Zweifel, daß das Risiko venöser Thromboembolien mit dem Alter ansteigt und bei Frauen im Alter zwischen 35 und 39 Jahren 3mal so hoch und bei den 45- bis 49jährigen 10mal so hoch ist wie bei jüngeren Frauen [8].

Maßnahmen der Behörden

Stellungnahme des CPMP

Der hinreichende Verdacht eines höheren Thromboembolierisikos bei der Anwendung GSD- und DG-haltiger Ovulationshemmer bewog die Europäische Arzneimittelkommission (CPMP) zu einer Verlautbarung, die am 22. Januar 1997 veröffentlicht wurde: „Bei den bisher dem CPMP vorliegenden 7 Studien war das Risiko thromboembolischer Erkrankungen bei den Frauen, die DG oder DSG enthaltende orale Kontrazeptiva (sog. 3. Generation) anwenden, höher als bei Frauen, die orale Kontrazeptiva mit LNG (die Mehrheit), Lynestrenol oder NET (sog. 2. Generation) anwenden." Im Hinblick auf mögliche Verweise in den Beipackzetteln (Kontraindikationen, Risikofaktoren) wurde hinzugefügt: „Zusätzliche Maßnahmen sind in verschiedenen Mitgliedsländern angeordnet worden und können auch künftig getroffen werden."

Maßnahme des BfArM

Im Anschluß daran ordnete das Bundesinstitut für Arzneimittel und Medizinprodukte (BfArM) am 31. Januar 1997 unbefristet die Änderung der Beipackzettel an. Im Abschnitt Gegenanzeigen muß eingefügt werden: „Für die erstmalige Anwendung eines hormonalen Empfängnisverhütungsmittels bei Frauen unter 30 Jahren sind GSD und DG enthaltende Ovulationshemmer kontraindiziert"; und der Abschnitt Nebenwirkungen wird folgendermaßen ergänzt: „In neueren Untersuchungen war die Anwendung oraler Empfängnisverhütungsmittel der sog. 3. Generation (mit den Wirkstoffen Gestoden und Desogestrel) mit einem gegenüber oralen Empfängnisverhütungsmitteln der sog. 2. Generation auf das ca. Doppelte erhöhten Risiko venöser thromboembolischer Ereignisse assoziiert."

Die Begrenzung der Kontraindikation auf die erstmalige Anwendung bei Frauen unter 30 Jahren wurde vom BfArM in einer ziemlich komplizierten Art und Weise begründet. Das Risiko ist im 1. Einnahmejahr in besonderem Maße erhöht und geht im Verlauf der weiteren Anwendung zurück, weil v. a. prädisponierte Frauen betroffen sind. Dementsprechend weisen „Umsteigerinnen" oder junge Frauen, die schon länger Kontrazeptiva einnehmen, ein geringeres Risiko auf als Erstanwenderinnen und sind deshalb nicht von der Anwendungsbeschränkung betroffen. Die Beschränkung der Maßnahme auf Frauen unter 30 Jahren wird damit begründet, daß nicht auszuschließen ist, daß die GSD- und DG-haltigen Präparate hinsichtlich des kardiovaskulären Risikos besser abschneiden, daß aber dieser mögliche Unterschied erst bei älteren Frauen zum Tragen kommt. Denn die absolute Zahl der Todesfälle wegen Herzinfarkts ist bei jüngeren Frauen geringer als die wegen einer Lungenembolie und überschreitet letztere erst in der Altersgruppe von über 35 Jahren [21, 22]. Dies hängt mit der relativ niedrigen Mortalität der venösen Thromboembolien zusammen; aus den Ergebnissen der dänischen Studie geht hervor, daß 2–3% aller venösen thromboembolischen Erkrankungen letal enden [21, 22].

Risiko kardiovaskulärer Erkrankungen

Im Zusammenhang mit den Auseinandersetzungen über die GSD und DG enthaltenden Präparate wurde untersucht, ob sich die verschiedenen oralen Kontrazeptiva auch hinsichtlich der kardiovaskulären Erkrankungen unterscheiden. In einer der vorliegenden epidemiologischen Untersuchungen über dieses neue Thema wurde unter der Einnahme von LNG-haltigen Ovulationshemmern etwa 3mal so häufig ein Herzinfarkt beobachtet wie mit GSD oder DG enthaltenden Präparaten, doch war der Unterschied wegen der kleinen Fallzahlen nicht signifikant [19]. In einer Studie gab es hinsichtlich der Mortalität wegen ischämischer Erkrankungen keinen Unterschied zwischen Ovulationshemmern mit LNG und GSD, während die Zahlen bei den DG enthaltenden Präparaten niedriger waren. Aber auch diese Ergebnisse waren wegen der kleinen Fallzahlen nicht aussagekräftig [11].

Biologische Plausibilität

Ein wichtiges Argument gegen die Befunde eines erhöhten Risikos der GSD- und DG-haltigen Ovulationshemmer war die „fehlende biologische Plausibilität". Angesichts der Tatsache, daß der für die Entwicklung einer Thrombose – einem lokal ablaufenden Phänomen – verantwortliche Mechanismus nicht bekannt ist, ist eine Entgegenhaltung, die sich auf das Fehlen wissenschaftlicher Erkenntnisse stützt, wenig stichhaltig. Immerhin sind Unterschiede zwischen GSD- und LNG-haltigen Präparaten hinsichtlich einiger Hämostaseparameter nachgewiesen worden [15]. Zwar sind die direkten Effekte der Gestagene auf das Endothel und die Thrombozyten weitgehend unbekannt, doch wissen wir, daß sie im venösen Bereich eine dilatatorische Wirkung entfalten [15, 16, 27].

Der Streit über das epidemiologisch gestützte höhere Thromboserisiko einer Behandlung mit den GSD- und DG-haltigen Ovulationshemmern sowie über die biologische Plausibilität dürfte mit den neuesten Untersuchungsergebnissen aus Maastricht beendet sein. Mit Hilfe eines In-vitro-Tests konnte nämlich nachgewiesen werden, daß GSD und DG enthaltende Präparate das antikoagulatorische System in einem Ausmaß beeinträchtigen, das dem der APC-Resistenz bei einer Faktor-V-Leiden-Mutation ähnelt und erheblich über den Auswirkungen LNG-haltiger Ovulationshemmer liegt [25, 28]. Die bei den In-vitro-Untersuchungen beobachteten Unterschiede zwischen den Gestagenen stimmen in auffallender Weise mit den epidemiologischen Daten überein.

Hormonsubstitution

Ergebnisse früherer Untersuchungen

Bisher war angenommen worden, daß natürliche Östrogene keinen Einfluß auf die Inzidenz thromboembolischer Erkrankungen haben. Diese Annahme beruhte einerseits auf den Ergebnissen einiger kleinerer Studien, die kein signifikant erhöhtes Risiko fanden, andererseits auf Untersuchungen über den Einfluß der Hormonsubstitution auf das plasmatische Gerinnungssystem, in denen nur ein geringer oder teilweise sogar ein günstiger Einfluß der natürlichen Östrogene festgestellt worden war [17].

Ergebnisse neuer Untersuchungen

Die jüngsten epidemiologischen Untersuchungen berichteten jedoch über ein 2- bis 4fach erhöhtes relatives Risiko venöser thromboembolischer Erkrankungen unter der Hormonsubstitution [4, 10, 12]. Dabei traten tiefe Beinvenenthrombosen während der Behandlung 3- bis 4mal so häufig wie bei unbehandelten postmenopausalen Frauen der gleichen Altersgruppe auf, wobei überwiegend konjugierte Östrogene angewandt wurden [4, 12]. Im Gegensatz zur englischen Studie [4] konnte in der amerikanischen Untersuchung ein dosisabhängiger Effekt beobachtet werden [12]. Es gab jedoch keinen signifikanten Unterschied zwischen der Anwendung von Östrogenen allein und der von Östrogen/Gestagen-Präparaten. Auch für die transdermale Applikation wurde ein leicht erhöhtes Risiko gefunden, doch war die betreffende Fallzahl sehr klein. Von Bedeutung ist, daß die Thrombosefälle bevorzugt im ersten Anwendungsjahr auftraten, was auf einen starken Einfluß der Disposition hindeutet. Als Risikofaktoren wurden Adipositas, Varikosis und Thrombophlebitis (nicht aber Rauchen) festgestellt [4, 12]. Die Auswertung von Daten des englischen Royal College of General Practitioners hatte bereits 1995 ein geringfügig erhöhtes Risiko tiefer Beinvenenthrombosen ergeben [23]. Die Untersuchung der amerikanischen Nurses' Health Study fand ein auf das Doppelte erhöhtes relatives Risiko von Lungenembolien unter der Behandlung von konjugierten Östrogenen [10].

Die Daten müssen vor dem Hintergrund der absoluten Inzidenz thromboembolischer Erkrankungen gesehen werden (s. nachfolgende Übersicht). Aus den Zahlen geht hervor, daß das zusätzliche Risiko, das mit der Hormonsubstitution verbunden ist, sehr gering ist. In den neuen Untersuchungen wurde eine Inzidenz der venösen Beinvenenthrombosen von 1 pro 10 000 Frauen jährlich (ohne Hormontherapie) festgestellt [4, 12]. Dementsprechend würde die Zahl der zusätzlichen Venenthrombosen, die der Hormonsubstitution zuzuschreiben wären, um 1–3 pro 10 000 und die Mortalität um etwa 1 pro 1 Mio. Frauen jährlich zunehmen. Diese extrem geringe Mortalität venöser Komplikationen ist der starken Senkung der Mortalität kardiovaskulärer Erkrankungen durch die Substitution gegenüberzustellen [14]. In den USA liegt die jährliche Mortalität wegen kardiovaskulärer Erkrankungen bei Frauen im Alter von 50–60 Jahren zwischen 3 und 5 pro 1000 [3].

Risiko von Herz-Kreislauf-Erkrankungen bei Frauen zwischen 45 und 65 Jahren pro Jahr (nach Angaben aus der Literatur)

Inzidenz kardiovaskulärer Erkrankungen:	100 bis 150 pro 10 000;
Abnahme durch die Hormonsubstitution:	um 50 bis 80 pro 10 000;
Mortalität kardiovaskulärer Erkrankungen:	30 bis 50 pro 10 000;
Abnahme durch die Hormonsubstitution:	um 20 bis 30 pro 10 000;
Inzidenz venöser Thromboembolien:	1 pro 10 000;
Zunahme durch die Hormonsubstitution:	um 1 bis 3 pro 10 000;
Mortalität venöser Erkrankungen:	1 pro 1 Mio.;
Zunahme durch Hormonsubstitution:	um 1–3 pro 1 Mio.

Die neuen Ergebnisse rechtfertigen keine Änderung der allgemeinen Einschätzung des günstigen Nutzen-Risiko-Verhältnisses einer adäquaten Hormonsubstitution. Sie bestätigen aber die Forderung nach einer Indikation, die entweder aus therapeutischen oder aus präventiven Gründen auf der Basis einer individuellen Nutzen-Risiko-Analyse gestellt werden sollte.

Thrombophiliescreening

Es besteht kein Zweifel daran, daß bei den meisten thromboembolischen Erkrankungen, die während der Einnahme von Sexualsteroiden auftreten, eine Prädisposition die entscheidende Rolle spielt. Bei Patientinnen mit einer Thrombose in der Vorgeschichte oder mit einer belasteten Familienanamnese (Thrombosen bei Verwandten 1. Grades im Alter von unter 40 Jahren) ist das Thromboserisiko deutlich erhöht. Meist handelt es sich um hereditäre Thrombophilien (APC-Resistenz, Mangel an Antithrombin III, Protein C oder Protein S) sowie um Antiphospholipidantikörper und andere Störungen. Dieses Risiko wird durch die Anwendung oraler Kontrazeptiva stark erhöht (Tabelle 2) [1, 16]. Bei Vorliegen der heterozygoten Form der APC-Resistenz (Faktor-V-Leiden-Mutation), von der 3–5% der Bevölkerung betroffen sind, ist das Thromboserisiko auf das 8fache, bei der homozygoten Form auf das 50fache erhöht. Die Einnahme DG-haltiger Ovulationshemmer steigert das Risiko bei heterozygoten Trägerinnen der Mutation auf das 48fache. Absolut gesehen ist das Risiko jedoch gering; die den DG- oder GSD-haltigen Präparaten zuzuschreibende Zunahme der Thrombosen beträgt bei Frauen mit APC-Resistenz 3–4 Fälle pro 1000 Frauen jährlich [1, 16]. Bei Vorliegen eines Antithrombin-III-Mangels ist das Risiko auf das 4fache erhöht und nimmt durch die orale Kontrazeption auf das 32fache zu. Bei Frauen mit Protein-C-Mangel ist das Risiko auf das 9fache und bei Anwendung von Ovulationshemmern auf das 15fache erhöht (Tabelle 2). Dagegen wird das durch einen hereditären Protein S-Mangel auf das 8fache gesteigerte Thromboserisiko durch orale Kontrazeptiva vermutlich nicht weiter erhöht [1, 16]. Inwieweit die Substitution mit natürlichen Östrogenen mit oder ohne Gestagenzusatz das Thromboserisiko bei Vorliegen einer Thrombophilie beeinflußt, ist nicht geklärt.

Wegen der ungünstigen Kosten-Nutzen-Relation ist ein allgemeines Thrombophiliescreening nicht zu rechtfertigen, da die Prävalenz der hereditären Störungen sehr gering ist und selbst bei Einnahme oraler Kontrazepti-

Tabelle 2. Prävalenz hereditärer Thrombophilien in der Bevölkerung und Einfluß von oralen Kontrazeptiva (*OC*) auf das relative Risiko (*RR*) venöser Thrombosen bei normalen Frauen und bei Patientinnen mit hereditärer Thrombophilie. (Nach Koster et al. [13]; Bauersachs et al. [1])

Risikofaktoren	RR ohne OC	RR mit OC	Prävalenz [%]
Normale Frauen (1–2/10000 Frauen pro Jahr)	1	4	
Schwangerschaft	5		
Postpartale Phase	25		
Belastete Familienanamnese	3	11	
APC-Resistenz	8	35	3–5
Protein-C-Mangel	9	15	0,1–0,5
Protein-S-Mangel	8	8	0,1–0,5
Antithrombin-III-Mangel	4	32	0,02–0,05
Antiphospholipidantikörper			2–9

va oder unter der Hormonsubstitution nur ein kleiner Teil der betroffenen Frauen eine Thrombose erleidet. Ein selektives Screening bei belasteter Eigen- oder Familienanamnese kann jedoch die Abschätzung des individuellen Risikos erleichtern.

Literatur

1. Bauersachs R, Lindhoff-Last E, Ehrly AM, Kuhl H (1996) Orale Kontrazeptiva und Thromboserisiko: Ist ein Thrombophilie-Screening sinnvoll? Frauenarzt 37:434–442
2. Bloemenkamp KWM, Rosendaal FR, Helmerhorst FM, Büller HR, Vandenbroucke JP (1995) Enhancement by factor V Leiden mutation of risk of deep-vein thrombosis associated with oral contraceptives containing a third-generation progestagen. Lancet 346:1593–1596
3. Bush TL (1996) Evidence for primary and secondary prevention of coronary artery disease in women taking oestrogen replacement therapy. Eur Heart J 17 [Suppl. D]:9–14
4. Daly E, Vessey MP, Hawkins MM, Carson JL, Gough P, Marsh S (1996) Risk of venous thromboembolism in users of hormone replacement therapy. Lancet 348:977–980
5. Farley TMM, Meirik O, Poulter NR, Chang CL, Marmot MG (1996) Oral contraceptives and thrombotic diseases: impact of new epidemiological study. Contraception 54:193–198
6. Farmer R, Lewis M (1996) Oral contraceptives and mortality from venous thromboembolism. Lancet 348:1095
7. Farmer RDT, Preston TD (1995) The risk of venous thromboembolism associated with low oestrogen oral contraceptives. J Obstet Gynaecol 15:195–200
8. Farmer RDT, Lawrenson RA, Thompson CR, Kennedy JG, Hambleton IR (1997) Population-based study of risk of venous thromboembolism associated with various oral contraceptives. Lancet 349:83–88
9. Gerstman BB, Piper JM, Tomita DK, Ferguson WJ (1991) Oral contraceptive estrogen dose and the risk of deep venous thromboembolic disease. Am J Epidemiol 133:32–36
10. Grodstein F, Stampfer MJ, Goldhaber SZ et al. (1996) Prospective study of exogenous hormones and risk of pulmonary embolism in women. Lancet 348:983–986
11. Jick H, Jick SS, Gurewich V, Myeres MW, Vasilakis C (1995) Risk of idiopathic cardiovascular death and nonfatal venous thromboembolism in women using oral contraceptives with differing progestagen components. Lancet 346:1589–1593
12. Jick H, Derby LE, Wald Myers M, Avsilakis C, Newton KM (1996) Risk of hospital admission for idiopathic venous thromboembolism among users of postmenopausal estrogens. Lancet 348:981–983
13. Koster T, Small RA, Rosendaal FR, Helmerhorst FM (1995) Oral contraceptives and venous thromboembolism: a quantitative discussion of the uncertainties. J Intern Med 238:31–37
14. Kuhl H (1996) Kardiovaskuläre Protektion durch Östrogen/Gestagen-Substitution. Dtsch Ärzteblatt 93:A 1116–A 1119
15. Kuhl H (Editorial) (1996) Thromboserisiko oraler Kontrazeptiva. Zentralbl Gynäkol 118:485–486
16. Kuhl H, Jung-Hoffmann C (1996) Kontrazeption. Enke, Stuttgart, S 51–55
17. Kuhl H, Runnebaum B (1996) Hormonsubstitution und Häufigkeit venöser thromboembolischer Erkrankungen (Stellungnahme der Arbeitsgemeinschaft für Gynäkologische Endokrinologie und Fortpflanzungsmedizin der DGGG). Frauenarzt 37:1618–1619
18. Lewis MA, Heinemann LAJ, MacRae KD, Bruppacher R, Spitzer WO (1996) The increased risk of venous thromboembolism and the use of third generation progestagens: role of bias in observational research. Contraception 54:5–13
19. Lewis MA, Spitzer WO, Heinemann LAJ, MacRae KD, Bruppacher R, Thorogood M (1996) Third generation oral contraceptives and risk of myocardial infarction: an international case-control study. BMJ 312:88–90
20. Lidegaard O, Edström B (1995) Deep venous thrombosis, pulmonary embolism, and oral contraceptives. A Danish case-control study (Interim Report)
21. Lidegaard O, Milson I (1996) Oral contraceptives and thrombotic diseases: impact of new epidemiological studies. Contraception 53:135–139
22. Lidegaard O, Milsom I (1996) Oral contraceptives and thrombotic diseases: impact of new epidemiological studies. Response of the editor. Contraception 54:195–198

23. Pegas Crutthagn S, Garcia Rodriguez LA, Duque Oliaxt A, Castellsague Pique J (1995) Hormonal replacement therapy and the risk of venous thromboembolic events: a population-based, case-controlled study, 11th Int. Conference of Pharmacoepidemiology. Montreal, August
24. Rosenberg L, Begaud B, Bergman U et al. (1996) What are the risk of third-generation oral contraceptives? Are third-generation oral contraceptives safe? Hum Reprod 11:687–693
25. Rosing J, Tans G, Nicolaes GAF et al. (1997) Oral contraceptives and venous thrombosis: different sensitivities to activated protein C in women using second- and third-generation oral contraceptives. Br J Haematol 97:233–238
26. Spitzer WO, Lewis MA, Heinemann LAJ, Thorogood M, MacRae KD (1996) Third generation oral contraceptives and risk of venous thromboembolic disorders: an international case-control study. Br Med J 312:83–88
27. Taubert HD, Kuhl H (1995) Kontrazeption mit Hormonen. Thieme, Stuttgart, S 296–319
28. Vandenbroucke JP, Rosendaal FR (1997) End of the line for "third-generation-pill" controversy? Lancet 349:1113–1114
29. Vandenbroucke JP, Bloemenkamp KMW, Helmerhorst FM, Rosendaal FR (1996) Oral contraceptives and mortality from venous thromboembolism – Authors reply. Lancet 348:1096–1097
30. World Health Organisation Collaborative Study of Cardiovascular Disease and Steroid Hormone Contraception (1995) Venous thromboembolic disease and combined oral contraceptives: results of International multicentre case-control study. Lancet 346:1575–1578
31. World Health Organisation Collaborative Study of Cardiovascular Disease and Steroid Hormone Contraception (1995) Effect of different progestagens in low oestrogen and contraceptives on venous thromboembolic disease. Lancet 346:1582–1588

KAPITEL 5

Individuelle Einschätzung des Risikos der venösen Thrombose

I. SCHARRER

Zusammenfassung

Das Risiko einer venösen Thrombose unter oralen Ovulationshemmern ist bei Patientinnen signifikant erhöht, die an einem Antithrombin-III-Mangel leiden, eine homozygote F-V-Leiden-Mutante aufweisen, einen Mangel an freiem Protein S haben, Träger von Multigendefekten sind oder bei denen Antiphospholipidantikörper im Blut nachweisbar sind. Bei diesen Patientinnen liegt eine Kontraindikation für die Einnahme von Ovulationshemmern vor.

Neben der Abklärung der Thrombophilie und der Erhebung der Eigen- und Familienanamnese muß eine Beratung bezüglich der Thromboserisikosituationen erfolgen.

Die individuelle Einschätzung des Risikos der venösen Thrombosen umfaßt auch Hinweise auf die praktischen Konsequenzen für die Patientin hinsichtlich der Lebens- und Verhaltensweise, der Vermeidung von Rezidiven, der Art, Dauer und Intensität von Prophylaxe und Therapie sowie eine Vererbungsberatung.

Einleitung

Die Erkennung des individuellen Risikoprofils ist die Voraussetzung einer gezielten Beratung für die Indikation oder Kontraindikation für orale Kontrazeptiva. Eine korrekte Einschätzung ist nur möglich durch eine individuelle Untersuchung auf das jeweilige Thromboserisiko, die eine angiologische Überprüfung und eine Analyse des Blutes hinsichtlich der Thrombophilie umfaßt.

Es ist bekannt, daß orale Kontrazeptiva das venöse Risiko um das 4fache steigern können.

Das erhöhte Risiko ist abhängig vom Östrogengehalt, vom Typ und Gehalt von Progestogen der Dauer der Einnahme der Ovulationshemmer, vom Alter der Patientin, vom Übergewicht, von dem jeweilig vorliegenden Thrombophiliedefekt und der Risikosituation.

Die Thrombophilie stellt dabei den prädisponierenden Faktor und die Risikosituation den manifestierenden Faktor dar. Damit ist das individuelle Risiko abhängig vom Thrombophiliedefekt, der Risikosituation, der Familien- und Eigenanamnese sowie dem angiologischen Status.

Thrombophilieabklärung und Bedeutung

Die derzeit bekannten 15 Defekte im Rahmen des Thrombophiliescreenings sind:

- APC-Resistenz/F-V-Genanalyse,
- Hyperhomocysteinämie (MTHFR-Mutation),
- Antithrombin III (AT III),
- Protein S (PS),
- Protein C (PC),
- Prothrombin-20210-Variante,
- Faktor XII,
- Heparinkofaktor II,
- Histidine-rich-Glykoprotein (HRG),
- Plasminogen,
- Gewebeplasminogenaktivator (t-PA),
- Plasminogen-Aktivator-Inhibitor (PAI),
- Fibrinogen,
- Lupusantikoagulanzien.

Die Neigung zu Thrombosen ist nur bei einigen Störungen bisher nachgewiesen worden (s. Übersicht):

Thrombophiliedefekte mit nachgewiesener Thrombosehäufigkeit
- AT III, PC, PS,
- F-V-Leiden-Mutante,
- Lupusantikoagulanzien,
- Hyperhomocysteinämie,
- Prothrombin-20120-Variante.

Neben der Diagnose des Thrombophiliedefekts ist die Einschätzung der möglichen Risikosituation, die zur Entstehung einer Thrombose führen kann, bei der individuellen Beratung des Patienten von Bedeutung. Einige Risiken sind in der Übersicht dargestellt:

Erhöhtes Thromboserisiko
- Postoperativ,
- Tumoren,
- Immobilisation,
- Diuretika,
- Varikosis,
- Venensporn,
- abnormales Fußskelett,
- stattgehabte Thrombose,
- Übergewicht,
- stehender Beruf,
- mangelndes sportliches Training,
- Langstreckenflüge („economy class syndrome"),
- lange Autofahrten,
- Alter der Patientin,
- Einnahmedauer von oralen Kontrazeptiva

Für die individuelle Einschätzung sind weiterhin die Familien- und Eigenanamnese wichtig, jedoch ist zu betonen, daß eine positive Familienanamnese jeweils nur einen Hinweis auf das Vorliegen eines erhöhten Risikos unter Ovulationshemmereinnahme geben kann. Sie ist kein Beweis dafür. Sie ist insbesondere kein Ersatz für eine Thrombophilieabklärung, da verschiedene Defekte mit unterschiedlicher Thrombosegefährdung nach oralen Kontrazeptiva in einer Familie möglich sein können.

Eine negative Familienanamnese ist auch kein Hinweis oder Beweis für ein fehlendes Thromboserisiko, da die erwähnten Trigger oder Risikosituationen bisher bei den Familienmitgliedern gefehlt haben können. So betreuen wir eine Patientin mit einer homozygoten F-V-Mutante, die eine schwere Beckenvenenthrombose erlitt. Mutter und Vater wiesen einen heterozygoten Defekt auf. Jedoch hatten weder Vater noch Mutter (mit Ausnahme der Schwangerschaft) bisher eine Triggersituation erlebt. Schambeck et al. [30] fanden für eine positive Familienanamnese einen prädiktiven Wert von 11% für die F-V-Leiden-Mutante. Bei einer negativen Familienanamnese ohne Thrombosen in der Familie konnten sie ebenfalls einen prädiktiven Wert von 12% feststellen.

Kontraindikationen für orale Kontrazeptiva bezogen auf Thrombophiliedefekte

In der nachfolgenden Übersicht sind die Thrombophiliedefekte dargestellt, die eine Kontraindikation für die Einnahme von oralen Kontrazeptiva darstellen. Das wurde anhand von klinischen Studien und Kasuistiken herausgefunden. Bisher gilt dies für Patientinnen mit einem AT-III-Mangel, einer homozygoten F-V-Leiden-Mutante, einem Protein-S-Mangel vom Typ 3, für Lupusantikoagulanzien und Multigendefekte. Die Bedeutung des Protein-C-Mangels wird noch kontrovers diskutiert.

Kontraindikationen für orale Kontrazeptiva
- AT-III-Mangel,
- homozygote F-V-Mutante,
- freies Protein S (Typ III)↓,
- Multigendefekte,
- Lupusantikoagulanzien,
- Protein C (?).

Antithrombin-III-Mangel

Der Antithrombin-III-Mangel (AT-III-Mangel) kommt in der Normalbevölkerung in einer Häufigkeit von 1:400 bis 1:5000 und in Thrombosekollektiven bei 3–7% der Patienten vor. Das Thromboserisiko ist sehr hoch, die Manifestation erfolgt meist vor dem 50. Lebensjahr. AT III ist der wichtigste Plasmakofaktor für die Antikoagulanzwirkung von Heparin.

Beim AT-III-Mangel unterscheidet man 2 Typen. Beim Typ 2 ist die Aktivität erniedrigt, das Antigen jedoch normal. Es werden 3 Subtypen differenziert, je nachdem, ob sie „reactive site" oder die „heparin binding site

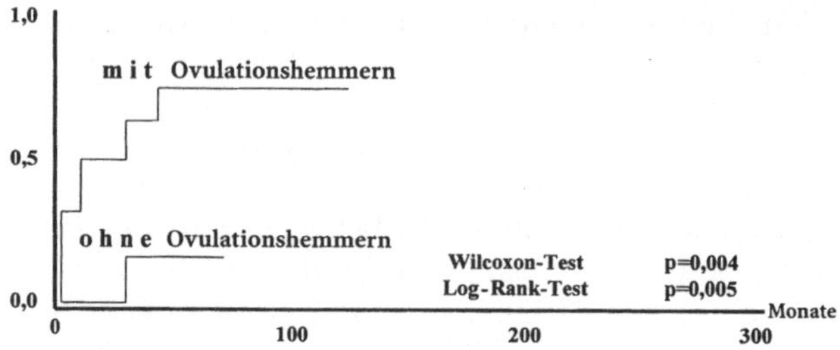

Abb. 1. Patientinnen mit AT-III-Mangel

Tabelle 1. Inzidenz der Thrombosen/Patientenjahre bei Frauen mit AT-III-Mangel mit und ohne Ovulationshemmereinnahme	AT-III-Mangel
Patientinnen mit Ovulationshemmer	
Gesamte Beobachtungszeit (Jahre)	36,3
Inzidenz pro Patientenjahr	27,5%
Patientinnen ohne Ovulationshemmer (Kontrollkollektiv)	
Gesamte Beobachtungszeit (Jahre)	29,1
Inzidenz pro Patientenjahr	3,4%

(HBS)" betroffen ist, bzw. ein sog. „pleiotropic effect" vorliegt. Bei dem Subtyp HBS wurde ein geringeres Thromboserisiko beschrieben.

Auch bei einem erworbenen AT-III-Mangel können Thrombosen auftreten. Ein erworbener AT-III-Mangel kann durch einen vermehrten Verbrauch, wie bei der Verbrauchskoagulopathie, oder durch eine verminderte Synthese wie bei der Leberzirrhose bzw. durch eine vermehrte Ausscheidung wie bei einem nephrotischen Syndrom entstehen.

In Abb. 1 ist die Wahrscheinlichkeit des Auftretens einer Thrombose bei Patientinnen mit AT-III-Mangel mit und ohne Einnahme von oralen Kontrazeptiva im Vergleich dargestellt [22]. Die Daten wurden in einer Studie der GTH (Gesellschaft für Thrombose- und Hämostaseforschung) erhoben. In der gleichen Arbeit wurde die Inzidenz von Thrombosen pro Patientenjahr bei Frauen mit AT-III-Mangel unter der Einnahme von oralen Kontrazeptiva (27,5%) den Kontrollpatientinnen ohne Kontrazeptiva (3,4%) gegenübergestellt (Tabelle 1). Die Unterschiede sind sehr auffällig. In Tabelle 2 ist die Lokalisation von Thrombosen in dem genannten Patientengut aufgelistet. Auffällig ist das Fehlen der zerebralen Thrombosen.

Wie fehlleitend die alleinige Einschätzung der Eigenanamnese und Familienanamnese sein kann, zeigt die folgende Krankengeschichte: Eine 25jährige Patientin erlitt 3 Monate nach Einnahme des oralen Kontrazeptivums Marvelon nach einem Langstreckenflug eine Oberschenkel-/Beckenvenenthrombose mit Lungenembolie. Als Erklärung für die Manifestation der Thrombose erschien zunächst die 2fach erworbene Risikosituation ausreichend, zumal auch die Familienanamnese hinsichtlich Thombosen als unauffällig angegeben wurde.

Erst als die Therapie mit Heparin schwierig zu steuern war, wurde eine Thrombophilieuntersuchung angeregt und bei der Patientin ein AT-III-Man-

Tabelle 2. Lokalisation der Thrombose bei Patientinnen unter Ovulationshemmereinnahme und im Kontrollkollektiv (*T* Trauma, *O* Operation, *S* Schwangerschaft)

Lokalisation der Thrombose	AT-III-Mangel	
	Ovulationshemmer (n)	Kontrollkollektiv (n)
Tiefe Venenthrombose	5 (O)	1 (S)
Lungenembolie	1	0
Tiefe Venenthrombose	2	0
Armvenenthrombose+Lungenembolie	0	0
Oberflächliche Thrombophlebitis	2 (T)	0
Zerebralvenenthrombose	0	0
Gesamt	10	1

gel gefunden. Auch bei der Mutter konnte ein AT-III-Mangel entdeckt werden. Bei der zusätzlichen angiologischen Untersuchung fand sich ein postthrombotisches Syndrom, das die Mutter als sehr aktive Geschäftsfrau bisher nicht beachtet hatte. Sie gab an, diese Beinschwellung sei direkt nach der Geburt ihrer Tochter aufgetreten.

Homozygote/heterozygote F-V-Leiden-Mutante

Eine absolute Kontraindikation für die Einnahme von Ovulationshemmern stellt die homozygote F-V-Leiden-Mutante, eine relative Kontraindikation die heterozygote F-V-Leiden-Mutante dar.

In der Übersicht ist die Häufigkeit der Faktor V-Leiden-Mutante in der Bevölkerung (5–10%) und bei Thrombosepatienten (20–60%) dargestellt.

F-V-Leiden-Mutante
- 5–10% in der Bevölkerung,
- 20–60% bei Thrombophiliepatienten,
- 5- bis 10%fach erhöhtes Thromboserisiko bei heterozygoten Patientinnen,
- 50- bis 100fach erhöhtes Thromboserisiko bei homozygoten Patientinnen,
- durch OC 30fach erhöhtes Thromboserisiko,
- durch OC >100fach erhöhtes Thromboserisiko bei homozygoten Patientinnen.

Nach Ovulationshemmereinnahme ist das Thomboserisiko bei heterozygoten Trägerinnen auf das 30fache, bei homozygoten Trägerinnen auf das mehr als 100fache erhöht [1,3,5,8,9,21,23,24,32].

Rintelen et al. [27] konnten bei 17 homozygoten Frauen orale Kontrazeptiva als den wichtigsten prädisponierenden Faktor für eine venöse Thrombose nachweisen. Aus der eigenen Arbeitsgruppe konnten Klinke et al. [11] bei 18 Frauen ebenfalls die Bedeutung der Ovulationshemmer für eine Thrombosemanifestation bei homozygoten Trägerinnen demonstrieren. Rosing et al. [29] sowie Meinardi et al. [19] fanden eine erworbene APC-Resistenz bei Frauen, die Ovulationshemmer der 2. und 3. Generation eingenommen hatten. Rosendaal erklärt damit die epidemiologischen Ergebnisse, die zeigten, daß Frauen, die Pillen der 3. Generation eingenommen hatten, eine höhere Thromboserate aufwiesen.

Protein-S-Mangel (Typ 3)

Protein S ist ein Vitamin-K-abhängiger Gerinnungsinhibitor. In der Normalbevölkerung tritt der Protein-S-Mangel mit einer Häufigkeit von 1:16000, im Thrombosekollektiv in einer Häufigkeit von 5–13% auf.

Beim Protein-S-Mangel besteht neben dem venösen auch ein arterielles Thromboserisiko. Häufig erleiden Frauen mit Protein-S-Mangel eine Apoplexie im jugendlichen Alter. Außerdem nimmt physiologischerweise der Protein-S-Spiegel in der Schwangerschaft zunehmend ab.

Die venöse Thrombosemanifestation erfolgt in der Regel bis zum 50. Lebensjahr.

Beim Protein-S-Mangel werden 3 Typen unterschieden. Beim Typ 1 ist die freie und die gesamte Konzentration sowie die Aktivität erniedrigt. Beim Typ 2 ist die Aktivität vermindert, die Konzentration aber normal. Der Typ 3 ist durch eine Erniedrigung der freien Konzentration und der Aktivität von Protein S gekennzeichnet.

Auch unter Einnahme von Ovulationshemmern wurde eine Verminderung des Protein-S-Spiegels beschrieben.

Das Thromboserisiko scheint beim Typ 3 des Protein-S-Mangels unter der Einnahme von Ovulationshemmern erhöht zu sein [7, 14, 16, 18, 34].

Die folgende Krankengeschichte soll die Bedeutung des Protein-S-Mangels illustrieren: Eine Medizinstudentin wurde nach einem Türkeiurlaub mit einer Bein- und Beckenvenenthrombose stationär aufgenommen. Zuvor hatte sie den Ovulationshemmer gewechselt. Sie gab an, in der Türkei an Diarrhöen gelitten zu haben, habe jedoch ausreichend Flüssigkeit zu genommen. Nach detaillierter Erhebung der Anamnese stellte sich heraus, daß vor 4 Jahren transitorische ischämische Attacken unklarer Genese aufgetreten waren. Damals erfolgte die Einnahme des Ovulationshemmers Diane gerade erst über 2 Monate. Sie gab außerdem an, daß ihre Mutter postpartal bei ihrer Geburt an einer Lungenembolie verstorben sei. Bei einer Untersuchung des Thrombophiliescreenings fanden wir einen Typ-3-Protein-S-Mangel.

Lupusantikoagulanzien/Antiphospholipidantikörper

Unter Lupusantikoagulanzien versteht man einen erworbenen Thrombophiliedefekt, der durch Antiphospholipidantikörper, gerichtet gegen negativ geladene Phospholipide oder gegen Epitope verschiedener Phospholipidproteinkomplexe (Kofaktor: β_2-Glykoprotein 1), verursacht wird.

Sowohl beim primären Antiphospholipidsyndrom als auch bei einem sekundären erworbenen Defekt können Thrombosen auftreten. Als Grundkrankheit kommt z.B. der systemische Lupus erythematodes in Betracht.

Da die Odds-Ratio sowohl für venöse [5, 23] als auch für arterielle Thrombosen [30, 33] sehr hoch ist, sollten Antiphospholipidantikörper als Kontraindikation gegen Ovulationshemmereinnahme angesehen werden [6].

Klinische Studien liegen bisher noch nicht vor. Mehrere Kasuistiken belegen jedoch die Bedeutung dieser Empfehlung.

Es muß betont werden, daß Patienten mit nachgewiesenen Antiphospholipidantikörpern nicht nur zu venösen Thrombosen, sondern auch zu arteriellen Thrombosen (besonders im zerebralen Stromgebiet) und zu Aborten (aufgrund der Plazentainfarkte) neigen.

Multigendefekte

Multigendefekte stellen eine absolute Kontraindikation gegen die Einnahme von Ovulationshemmern dar. Sie bedingen ein erhöhtes Thromboserisiko und ein Auftreten der Thombosen im früheren Lebensalter. Meist wurden kombinierte Defekte von Gerinnungsinhibitoren mit der Faktor-V-Leiden-Mutante beschrieben. Dazu gehören der Protein-S-Mangel [13,35], der Protein-C-Mangel [12] bzw. der AT-III-Mangel [2]. Weitere Kombinationen von Gendefekten wurden beschrieben [10], u.a. die Kombination eines Protein-C- und Protein-S-Mangels.

Die erworbene Homocysteinämie und/oder der Gendefekt für die erbliche Homocysteinurie werden derzeit als Multiplikator eines bestehenden anderen Gendefektes bezüglich der Erhöhung des Thromboserisikos angesehen [17,31].

Gerinnungsveränderungen unter Ovulationshemmereinnahme

Durch die Einnahme eines Ovulationshemmers können folgende Veränderungen von Gerinnungsparametern auftreten: Erhöhung der Faktoren I, VII und VIII sowie Erniedrigung von Protein S und verminderte APC-Ratio [20,26] (s. auch die Übersicht). Es ist noch nicht geklärt, ob die beschriebenen Veränderungen im Sinne einer Hyperkoagulopathie durch eine Erhöhung der fibrinolytischen Aktivität kompensiert werden [26].

Gerinnungsveränderungen unter Ovulationshemmereinnahme

F VII	↑
F VIII	↑
Fibrinogen	↑
Freies Protein S	↓
Protein-S-Aktivität	↓
APC-Response	↓

Konsequenzen

Die Diskussion, ob alle Patientinnen vor Einnahme eines Ovulationshemmers mit einem Thrombophiliescreening untersucht werden sollen, wurde häufig kontrovers, gelegentlich auch emotional und wenig wissenschaftlich geführt. Die Frage kann auch heute noch nicht endgültig beantwortet werden. Zum einen werden sicher noch weitere Thrombophiliedefekte in naher Zukunft entdeckt werden. Die zuletzt im Jahre 1996 entdeckte Prothrombinvariante [25] ist bezüglich ihres Thromboserisikos unter der Einnahme von Ovulationshemmern in klinischen Studien bisher noch nicht untersucht worden. Zum anderen müssen internationale Studienergebnisse, die an großen Patientenzahlen gewonnen wurden, noch abgewartet werden. Dazu zählt die EPCOT-Studie (European Prospective Cohort on Thrombophilia).

Derzeit ist die Prüfung des individuellen Risikoprofils bei der einzelnen Patientin wichtig und angezeigt. Diese kann nur durch eine sorgfältige Untersuchung der Patientin mit Abschätzung der jeweiligen Thromboserisikosituation erfolgen. Sie wird ergänzt durch ein sinnvolles Thrombophiliescreening.

Bei Patientinnen, die häufig einer Thromboserisikosituation ausgesetzt sind, wie Friseusen, Lehrerinnen, Vielflieger, Übergewichtige, Varikosiskranke, Patientinnen mit stattgehabten Thrombosen sowie bei auffälliger positiver Familienanamnese sollte ein Thrombophiliescreening vor Ovulationshemmereinnahme durchgeführt werden. Es darf nicht vergessen werden, daß derzeit mehr als 50% der im jugendlichen Alter auftretenden Thrombosen durch Thrombophiliedefekte mit erklärbar sind. Davon können wiederum 50% auf die F-V-Leiden-Mutante zurückgeführt werden, die einfach und kostengünstig untersucht werden kann.

Literatur

1. Bloemenkamp KWM, Rosendaal FR, Helmerhorst FM et al. (1995) Enhancement by factor V Leiden mutation of risk of deep-vein thrombosis associated with oral contraceptives containing a third-generation progestagen. Lancet 246:1593–1596
2. Boven HH von, Reitsma PH, Rosendaal FR et al. (1996) Factor V Leiden (FV R506Q) in families with inherited antithrombin deficiency. Thromb Haemost 75:417–421
3. Bridey F, Wolff M, Laissy JP et al. (1995) Fatal cerebral venous sinus thrombosis associated with the factor V Leiden mutation and the use of oral contraceptives. Thromb Haemost 74 (5):1379–1387
4. Conard J, Samama M, Salomon Y (1972) Antithrombin III and the oestrogen content of combined oestro-progestagen contraceptives. Lancet 2:1148–1149
5. Dahlbäck B (1996) Are we ready for factor V Leiden screening? Lancet 347:1346–1347
6. Fijnheer R, Horbach DA, Donders RC et al. (1996) Faktor V Leiden, antiphospholipid antibodies and thrombosis in systemic lupus erythematosus. Thromb Haemost 76 (4): 514–517
7. Heistinger M, Rumpel E, Iliasch H et al. (1992) Cerebral sinus thrombosis in a patient with hereditary protein S deficiency: case report and review of the literature. Ann Hematol 64:105–109
8. Hellgreen M, Svensson PJ, Dahlbäck B (1995) Resistance to activated protein C as a basis for venous thromboembolism associated with pregnancy and oral contraceptives. Am J Obstet Gynaecol 173:210–213
9. Hirsch DR, Mikkola KM, Marks PW (1996) Pulmonary embolism and deep venous thrombosis during pregnancy or oral contraceptive use: prevalence of factor V Leiden. Am Heart J 131/6:1145–1148
10. Jobin F, Vu L, Lessard M (1991) Two cases of inherited triple deficiency in a large kindred with thrombotic diathesis and deficiencies of antithrombin III, heparin cofactor II, protein C and protein S. Thromb Haemost 66:295–299
11. Klinke S, Ehrenforth S, Zwinge B, Scharrer I (1997) Onset of thromboembolic disease in large number of patients with homozygous factor V mutation. Thromb Haemost [Suppl Florence, June 97:308 (Abstract)
12. Koeleman BPC, Reitsma PH, Allaart CF, Bertina RM (1994) Activated protein C resistance as an additional risk factor for thrombosis in protein C-deficient families. Blood 84:1031–1035

13. Koelman BPC, Rumpt D van, Hamulyak K et al. (1995) Factor V Leiden: An additional risk factor for thrombosis in protein S deficient families? Thromb Haemost 74:580–583
14. Koelman JH, Bakker CM, Pladsoen WC et al. (1992) Hereditary protein S deficiency presenting with cerebral sinus thrombosis in an adolescent girl. J Neurol 239:105–106
15. Koller H, Stoll G, Sitzer M et al. (1994) Deficiency of both protein C and protein S in a family with ischemic strokes in young adults. Neurology 44:1238–1240
16. Malm J, Laurell M, Dahlbäck B (1988) Changes in the plasma levels of vitamin K-dependent proteins C and S and of C4b-binding protein during pregnancy and oral contraception. Br J Haematol 68:437–443
17. Mandel H, Brenner B, Berant M et al. (1996) Coexistence of hereditary homocysteinuria and factor V Leiden – Effect on thrombosis. N Engl J Med 334:763–768
18. Mannucci PM, Valsecchi C, Krachmalnicoff A et al. (1989) Familial dysfunction of protein S. Thromb Haemost 62:763–766
19. Meinardi JR, Henkens CMA, Heringa MP, Meer J van der (1997) Acquired APC resistance related to oral contraceptives and pregnancy and its possible implications for clinical practice. Blood Coagul Fibrinolysis 8:152–154
20. Norris LA, Bonnar J (1996) The effect of oestrogen dose and progestogen type on haemostatic changes in women taking low dose oral contraceptives. Br J Obstet Gynaecol 103:261–267
21. Osterud B, Robertsen R, Asvang GB, Thijssen F (1994) Resistance to activated protein C is reduced in women using oral contraceptives. Blood Coagul Fibrinolysis 5:853–854
22. Pabinger I, Schneider B and the GTH Study Group on Natural Inhibitors (1994) Thrombotic risk of women with hereditary antithrombin III-, protein C- and protein S-deficiency taking oral contraceptive medication. Thromb Haemost 71 (5):548–552
23. Pihusch R, Coutre P de, Salat C, Göhring P, Poley S, Hiller E (1996) 19jährige Patientin mit Thromboembolie unter oraler Kontrazeption. Internist 37:1163–1166
24. Pini M, Manotti C, Pattacini C et al. (1995) High prevalence of activated protein C resistance in young women with venous thromboembolic events occurred during treatment with oral contraceptives. Thromb Haemost 73:1376 (Abstract)
25. Poort SR, Rosendaal FR, Reitsma PH, Bertina RM (1996) A common genetic variation in the 3′-untranslated region of the prothrombin gene is associated with elevated plasma prothrombin levels and an increase in venous thrombosis. Blood 88/10:3698–3703
26. Quehenberger P, Loner U, Kapiotis S et al. (1997) Effects of third generation oral contraceptives containing newly developed progestagens on fibrinolytic parameters. Fibrinolysis Proteolysis 11 (2):97–101
27. Rintelen C, Mannhalter C, Ireland H et al. (1996) Oral contraceptives enhance the risk of clinical manifestation of venous thrombosis at a young age in females homozygous for factor V Leiden. Br J Haematol 93:487–490
28. Rosendaal FR (1997) End of the line for "third-generation-pill" controversy? Lancet 340:1113–1114
29. Rosing J, Tans G, Nicolaes GAF et al. (1997) Oral contraceptives and venous thrombosis: different sensitivities to activated protein C in women using second- and third-generation oral contraceptives. Br J Haematol 97:235–238
30. Schambeck CM, Schwender S, Haubitz I et al. (1997) Selective screening for the factor V Leiden mutation: Is it advisable prior to the prescription of oral contraceptives? Thromb Haemost (in Druck)
31. Seligsohn U, Zivelin A (1997) Thrombophilia as a Multigenic Disorder. Thromb Haemost 78 (1):297–301
32. Simioni P, Prandoni P, Lensing AWA et al. (1997) The risk of recurrent venous thromboembolism in patients with an Arg606 →Gln mutation in the gene for factor V (Factor V Leiden). N Eng J Med 336/6:399–403
33. Vandenbroucke JP, Koster T, Briet E et al. (1994) Increased risk of venous thrombosis in oral-contraceptive users who are carriers of factor V Leiden mutation. Lancet 334:1453–1457
34. Villa P, Aznar J, Mira Y, Fernández MA, Vayá A (1996) Third-generation oral contraceptives and low free protein S as a risk for venous thrombosis. Lancet 347:397
35. Zöller B, Berntsdotter A, Frutos PG de, Dahlbäck B (1995) Resistance to activated protein C as an additional genetic risk factor in hereditary deficiency of protein S. Blood 85:3318–3323

Teil III

Thrombosebehandlung in der Frauenheilkunde

KAPITEL 6

Fibrinolyse und Thrombektomie in der Schwangerschaft

H. STIEGLER

Zusammenfassung

Während die PTT-wirksame Heparinbehandlung die unbestrittene Basistherapie der tiefen Venenthrombose insbesondere in der Schwangerschaft ist, wird der Stellenwert der Fibrinolyse vereinzelt, die Bedeutung der Thrombektomie jedoch häufiger kontrovers diskutiert.

Übereinstimmung besteht darin, daß die Fibrinolyse bei einer bedrohlichen Lungenembolie (Stadium III und IV) indiziert ist, auch unter Inkaufnahme eines fetalen Risikos. Indikationen darüber hinaus werden von den meisten Autoren nicht gesehen.

Eine endgültige Entscheidung über den Stellenwert der Thrombektomie ist aufgrund der Datenlage nicht möglich. Einer methodisch angreifbaren Studie [18], die keine Verbesserung durch die Thrombektomie nachwies, stehen eigene und in der Literatur genannte Daten gegenüber, die eine Verringerung der Rate an schwerem postthrombotischem Syndrom belegen. Die Fallzahlen sind jedoch nicht ausreichend, auch der Nachbeobachtungszeitraum genügt noch nicht, um den positiven Trend der Ergebnisse nach Operation zu verallgemeinern.

Deshalb ist zur Klärung des Stellenwertes der Thrombektomie in Schwangerschaft und Wochenbett eine prospektive Multicenterstudie notwendig. Außerhalb dieser sollte die venöse Thrombektomie nur an Kliniken mit hierüber besonderer Erfahrung vorgenommen werden.

Einleitung

Während thromboembolische Komplikationen in der Allgemeinchirurgie ohne Thromboseprophylaxe mit einer Häufigkeit von 10–20% angegeben werden, erscheint ihre Häufigkeit in der Schwangerschaft eher selten. Sie variiert in der Literatur sehr stark um ein Mittel mit 0,3% (0,015%–0,56%) [2, 11, 16]. Diese ganz offensichtliche Diskrepanz mag zum einen darauf beruhen, daß die Publikationen schon älteren Datums sind. Gravierender scheint jedoch zu sein, daß die Untersuchungsmethoden zur Entdeckung einer tiefen Venenthrombose in der Schwangerschaft naturgemäß limitiert und auf nichtinvasive Verfahren beschränkt sind. Während die Standards in der Allgemein- oder Unfallchirurgie mit dem Radiojodfibrinogentest erarbeitet wurden, haben sie bei der Schwangerschaft das Niveau der unsicheren klinischen Diagnostik und der einfachen Doppleruntersuchung noch nicht verlassen. Da die klinische Diagnostik die Treffsicherheit des „Münzwerfens" kaum überschreitet und eine exakte Abgrenzung zwischen der in der Schwangerschaft häufigen oberflächlichen Thrombophlebitis bzw. tiefen Venenthrombose in der Vorduplexära oft nicht möglich war, dürfte die tatsächliche Zahl an thromboembolischen Komplikationen deutlich höher liegen.

Insgesamt soll das Thromboserisiko gegenüber gleichaltrigen, nichtschwangeren Frauen um ca. das 5 fache erhöht sein. Eine retrospektive Analyse von phlebographierten Patientinnen ergab eine Thromboseinzidenz von 0,13 auf 1000 vor der Geburt und von 0,61 auf 1000 im Wochenbett [11]. Die überwiegende Mehrzahl der Thrombosen tritt demnach peri- und postpartal auf, so daß es bis zur Vorlage prospektiver Studien grundsätzlich offenbleiben muß, ob die Schwangerschaft per se ein so erhöhtes Thromboserisiko darstellt, dem mit einer Thromboseprophylaxe begegnet werden sollte.

Frauen mit einer Thrombose während der Schwangerschaft oder im Wochenbett sind jedoch erheblich gefährdet. So belegten Kaunitz et al. an Hand einer Untersuchung von 2475 Todesfällen, daß die Lungenembolie als Hauptursache der mütterlichen Sterblichkeit anzusehen ist [10]. In Studien früherer Jahre wird die Sterblichkeit unbehandelter präpartaler Thrombosen mit bis zu 15% angegeben [7].

Als Erklärung für die Entstehung der tiefen Venenthrombose gilt auch in der Schwangerschaft und im Wochenbett die moderne „Virchow-Trias": Effekte der Stase, Hyperkoagulabilität und Veränderungen der Venenwand.

Stase: Durch humorale Freisetzung kommt es zur Weitstellung der Venen mit entsprechender Strömungsverlangsamung; diese kann im 3. Trimenon bis zu 50% betragen [14]. Sie wird durch die Kompression der retroperitoneal liegenden großen Gefäße durch die Frucht verstärkt und findet als Kavakompressionssyndrom ihre stärkste Form.

Hyperkoagulabilität: Mit fortschreitender Schwangerschaft steigt die Aktivität einiger Gerinnungsfaktoren, es ist eine Zunahme der Faktoren XII, X, VIII, XI und des Fibrinogens nachweisbar. Ferner erhöht sich die Adhäsivität der Thrombozyten, auch die fibrinolytische Aktivität erscheint gemindert. Ebenso scheint die Antithrombogenität der Venenwand hormonell moduliert, dadurch wird die Freisetzung von Prostacyclin zum Ende der Schwangerschaft vermindert [6].

Veränderungen der Venenwand: Da die Thrombose in über 30% der Fälle links auftritt, kommt der Erklärung von May u. Thurner eine besondere Bedeutung zu. Diese beschrieben bereits 1955 einen Venensporn an der Einmündung der linken Beckenvene und postulierten hierfür ursächlich das Kompressionstrauma durch die A. iliaca communis dextra. Durch dieses pulsatile Mikrotrauma kommt es additiv zu einem Endothelschaden mit Anlagerung von Mikrothromben, die sich organisieren und zu den verschiedenartigsten Formen der Stenosierung führen können [15].

Während im allgemeinen Krankengut meist nur die deszendierende von der aszendierenden Thrombose unterschieden wird, kommen in der Schwangerschaft und im Wochenbett weitere zwar seltenere, aber dennoch wichtige Lokalisationen von Thrombosemanifestationen hinzu: die oberflächliche Thrombophlebitis (laut Literatur in 23% der Fälle assoziiert mit tiefer Venenthrombose) und die Thrombose der V. ovarica. An diese Lokalisationen ist besonders dann zu denken, wenn eine Lungenembolie ohne Nachweis einer peripheren Thrombose in der üblichen Lokalisation eingetreten ist [9].

Die Notwendigkeit einer effektiven Therapie einer Thrombose in der Schwangerschaft oder im Wochenbett ist somit zwingend, gilt es doch zum einen die Hauptursache der mütterlichen Sterblichkeit zu minimieren. Zum anderen ist auch die Ausbildung eines postthrombotischen Syndroms zu verhindern, durch das insbesondere die jungen Frauen gefährdet werden, da ein erhöhtes späteres Thromboserisiko besteht und bei einer weiteren Schwangerschaft mit einer erhöhten Thromboseinzidenz gerechnet werden muß. Jede zusätzliche Verlegung des venösen Abstroms wird durch den direkten Verschluß oder die gestörte Klappenfunktion die venöse Hämodynamik weiter verschlechtern.

Diagnostik

Ist die Diagnostik der tiefen Venenthrombose außerhalb der Schwangerschaft nicht einfach, so wird sie unter der Schwangerschaft durch die Frucht und die hormonell bedingte Wassereinlagerung deutlich schwieriger. Klinisch dominieren die typischen Zeichen der deszendierenden Venenthrombose: Schmerz in der Leiste, ziehende Beschwerden im Bereich des N. ischiadicus (Stauungsneuritis durch Abflußbehinderung aus der V. ischiadica). Damit unterscheiden sich die Schmerzangaben von denen bei der aszendierenden Thrombose (die in der Schangerschaft seltener ist), bei der der Wadenschmerz dominiert. Immer wieder unzutreffende Fehldiagnosen sind bei der deszendierenden Thrombose die Adduktorenzerrung und die Ischialgie, bei der aszendierenden Thrombose der Muskelkater. Die nahezu obligat zitierte Schwellneigung des Beines kann, muß jedoch nicht führend sein. Insbesondere bei Immobilisierung (z. B. vorzeitiger Blasensprung) kann das Ziehen in der Leiste ohne Umfangsdifferenz der einzige klinische Hinweis auf einen vollständigen Beckenetagenverschluß sein. Nicht vergessen werden sollte die Frage nach den Zeichen einer klinisch wirksamen Lungenembolie; immerhin dominiert bei 13% der Patientinnen mit einer tiefen Venenthrombose die Lungenembolie noch vor der peripheren Symptomatik.

Bereits beim geringsten Verdacht in Richtung Thrombose ist eine apparative Untersuchung erforderlich. Die Formulierung: Thrombose klinisch (gemeint ist durch klinische Untersuchung) ausgeschlossen, ist unzureichend und wird in einem Zivilverfahren oder strafrechtlichen Prozeß in der Regel gegen den Arzt ausgelegt. Hier bietet sich mit der Duplexsonographieuntersuchung ein sicheres Verfahren an, das zumindest im Bereich der deszendierenden Thrombose eine Treffsicherheit besitzt, die der Phlebographie gleichkommt. Man spricht deshalb heute bereits vom „golden standard" der farbkodierten Duplexsonographie gegenüber dem „golden back up" der Phlebographie. Selbst bei der Unterschenkelvenenthrombose ist in der Hand des geübten Untersuchers eine Treffsicherheit von >90% nachgewiesen worden; spezielle Thromboselokalisationen wie z. B. die isolierte Muskelvenenthrombose (mit der Gefahr der Aszension in die V. poplitea) sind phlebographisch kaum, mit der Duplexsonographie jedoch sehr gut zu erkennen.

Dennoch bleibt die Phlebographie ein anerkanntes Verfahren. Ist durch die Duplexsonographie z. B. die V. cava inferior nicht einsehbar, so wird die

Phlebographie unverzichtbar, um z. B. vor einer geplanten venösen Thrombektomie die Thrombusfreiheit der unteren Hohlvene sicher nachzuweisen. Die gesamte, den Fetus belastende Strahlendosis beträgt bei unilateraler Phlebographie ohne Abdeckung des Abdomens 305 mrd, sie läßt sich durch Abdeckung des Abdomens auf unter 50 mrd senken. Die Pulmonalisangiographie über einen brachialen Zugang induziert eine Belastung von 50 mrd (bei einer Durchleuchtungszeit von 2–5 min), die Strahlenbelastung für den Feten beträgt bei einer Perfusionsszintigraphie (mit einer üblichen Dosis von 3 mCi $^{99\,m}$ Tc-MAA) 18 mrd. Da die Sensitivität gegenüber ionisierenden Strahlen bis zum 50. Tag nach der Konzeption besonders groß ist, sollte in dieser Zeit nur bei vitaler Indikation phlebographiert werden. Ein gesicherter Zusammenhang zwischen Strahlenbelastung und Fehlbildung ist für die Belastung von mehr als 50 rem nachgewiesen, der Grenzbereich in der Schwangerschaft ist deshalb auf 1 rem festgelegt. Da auch die Antikoagulation ein potentielles Risiko beinhaltet, ist dieses Risiko mit dem Risiko der Diagnostik abzuwägen [4, 5].

Fibrinolyse

Während die Heparintherapie unbestrittener Standard der Venenthrombose ist und diese in der Fibrinolysetherapie eine zunächst zunehmende Konkurrenz erfuhr, wird die Fibrinolysetherapie bis auf wenige Ausnahmen nur ganz vereinzelt während und nach der Schwangerschaft eingesetzt. Nach manchen Autoren erscheint sie zwar grundsätzlich ab der 14. Schwangerschaftswoche möglich, dennoch kommt sie wegen des hohen Blutungsrisikos für Mutter und Kind kaum zum Einsatz. Risiken für die Mutter sind Blutungen allgemeiner Art (am gefürchtesten die Gehirnblutung) und Blutungen durch vorzeitige Plazentalösung. Letztere bedrohen insbesondere den Feten, so daß ein breiter Konsens zur Anwendung der Fibrinolyse nur bei einer lebensbedrohlichen Lungenembolie (Stadium III und IV besteht), wo ohne Rücksicht auf mögliche fetale Komplikationen eine Lysetherapie der Mutter indiziert sein kann. In Anlehnung an die Therapie des Myokardinfarkts wird eine einstündige hochdosierte Infusion mit z. B. 1 500 000 I.E. Streptokinase empfohlen. Allgemein – also außerhalb von Schwangerschaft und Wochenbett – ist ein Rückgang der Fibrinolyseindikation zu beobachten, wozu die Aufklärung mit dem Hinweis auf gravierende Blutungen ursächlich beiträgt, so daß sich auch hiermit die sehr restriktive Haltung zur Fibrinolysetherapie in der Schwangerschaft unterstreichen läßt [8].

Thrombektomie

Seit der Katheterthrombektomie durch Fogarty (1969) steht ein 2. Therapieverfahren der tiefen Becken-Bein-Venenthrombose zur Verfügung, das im Laufe der Jahre je nach Zentrum besonders favorisiert wurde. Der Grund hierfür war, daß man zunächst der direkten Entfernung des Thrombus die größte Bedeutung beimaß und diese Entfernung durch endogene Lyse bei der

Rekanalisierung zumindest in den größeren Venenabschnitten nur unvollständig gelang. Außerdem führt eine zeitabhängige Rekanalisierung nahezu obligat zum Klappendefekt, so daß am Ende der endogenen Lyse zwar ein passabler venöser Querschnitt offenbleiben konnte, in diesem jedoch infolge Klappeninsuffizienz Blut regurgitierte und so zum schweren postthrombotischen Syndrom führte.

Technische Durchführung

In Absprache mit dem Geburtshelfer wird bei einer Thrombose um den Geburtstermin die Schwangerschaft mit einer Sectio beendet. Die Patientin wird dann in gleicher Narkose erneut gelagert. Ist die Beendigung der Schwangerschaft aufgrund der kindlichen Reife mit einem nicht vertretbaren Risiko behaftet, so erfolgt der Eingriff bei bestehender Schwangerschaft in typischer Anti-Trendelenburg-Lagerung. Das betroffene Bein wird zirkulär abgewaschen, zusätzlich werden Abdomen und Thorax bis zum Jugulum desinfiziert und abgedeckt. Die V. femoralis communis wird am Zufluß der V. saphena magna freigelegt, die seitliche Mobilisierung erfolgt bis in Höhe des Zuflusses der V. profunda femoris, da dieser Zufluß bezüglich der Effektivität der Thrombektomie gesondert überprüft werden sollte (wichtige Kollateralfunktion). Bei übersichtlichen Verhältnissen wird auf ein Anschlingen der Gefäße verzichtet, bei sehr adipösen Patientinnen empfiehlt sich dies jedoch. Unter hohem positivem endexspiratorischen Druck, der zu einer deutlichen Senkung des Blutdrucks führen sollte, wird die V. femoralis communis quer indiziert und der Fogarty-Katheter in die V. cava inferior vorgeschoben. Eine Blockade der Gegenseite ist nach unserer Erfahrung nicht erforderlich. Der Katheter wird gefüllt und dann vorsichtig in die Leiste zurückgezogen, wobei das frische thrombotische Material problemlos aus der Venotomie quillt. Liegt ein Beckenvenensporn vor und kann dieser passiert werden, so wird die Retraktion an der Iliakagabel erschwert, der Sporn läßt sich dann mittels Phleboskopie oder Phlebographie sichtbar machen. Es wird dann der Fogarty-Katheter unter Auffädeln eines geeigneten Ringstrippers erneut eingeführt, der Katheter in der V. cava inferior blockiert und anschließend der Sporn mit dem Ringstripper vorsichtig gelöst. Auf diese Weise läßt sich der Sporn u. U. ganz entfernen.

Die Entfernung des thrombotischen Materials aus der Peripherie erfolgt mit der Esmarch-Binde und externer Kompression. Durch die Esmarch-Binde wird der Druck auf die gesamte Extremität verteilt, die manuelle Kompression beginnt distal, wobei der Assistent mit dem Finger die offene Venotomie sichert, um den Blutverlust zu minimieren. Bei frischem Thrombus läßt sich dieser mühelos in der Leiste austreiben, die Größe der Thromben läßt einen Rückschluß auf die Effektivität der Maßnahme zu; oft erkennt man auch den Klappenabdruck selbst an kleinsten Thromben. Dieser Vorgang wird so lange wiederholt, bis sich kein thrombotisches Material mehr austreiben läßt. Mit 6×0-Prolene wird kann die Venotomie verschlossen, wobei zunächst nur der mediale Anteil der Venotomie genäht wird. Lateral verbleibt ein Schlitz über 3–4 mm offen, dort wird die AV-Fistel anastomosiert. Diese Fistel ist zum

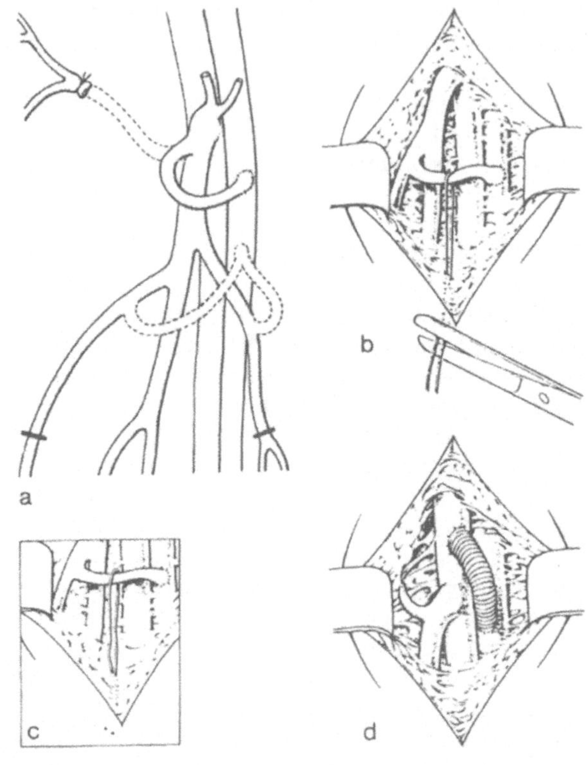

Abb. 1 a–d. Schematische Darstellung der verschiedenen AV-Fisteln in der Leiste. **a** Einschwenken einer großlumigen Crossenvene zur A. femoralis superficialis, **b** Markierung mittels dünnem Draht oder nichtresorbierbarem Faden (2×0), **c** Ausstechen des dünnen Drahtes distal des Wundunterrandes (dort leichtes Auffinden), **d** Alternativ hierzu N-Shunt mittels freiem Venentransplantat (*gestrichelt* gezeichnet)

einen als Korbhenkelshunt möglich, wobei ein größerer Ast des Venensterns eingeschwenkt wird. Ist dieser jedoch zu gering dimensioniert, so sollte von supramalleolar ein kurzes Segment der V. saphena magna gewonnen und in der Leiste als Interponat (N-Shunt) eingesetzt werden. Mit der Verwendung eines unterdimensionierten Crossenastes riskiert man einen vorzeitigen Shuntverschluß, was in der Regel mit einer Rezidivthrombose einhergeht. Die Verwendung von Kunststoff in der Position des N-Shuntes sollte wegen der erhöhten Komplikationsträchtigkeit unterlassen werden. Die Fistel, deren Effektivität sich gut mit der farbkodierten Duplexsonographie kontrollieren läßt (und die die Nabelarterienperfusion in der Schwangerschaft nicht beeinflußt), wird nach 3–6 Monaten verschlossen (operativ oder interventionell; Abb. 1).

Die Weiterbehandlung entspricht den Regeln der konventionellen Thrombosetherapie. Die Patientin wird unter Kompression voll mobilisiert und die Antikoagulation wird über mindestens 6 Monate fortgeführt (in der Schwangerschaft Heparin, z. B. niedermolekulares Heparin, außerhalb der Schwangerschaft Umstellung auf Dicumarol).

Der Eingriff, der bei effektivem Vorgehen einen Blutverlust nicht unter einem Liter aufweist, sollte immer unter dem Einsatz eines Cellsavers erfolgen. Das so aufgefangene Blut wird innerhalb weniger Minuten gewaschen und als Erythrozytenkonzentrat retransfundiert.

Abb. 2. Intraoperative Phlebographie mit hämodamisch wirksamen Venensporn. Dieser ließ sich trotz Ringstripper nicht beseitigen. Da sich in Höhe des Os sacrum ein Kollateralkreislauf entwickelt hat, bleibt die Stenose in der Phlebodynamometrie ohne Effekt

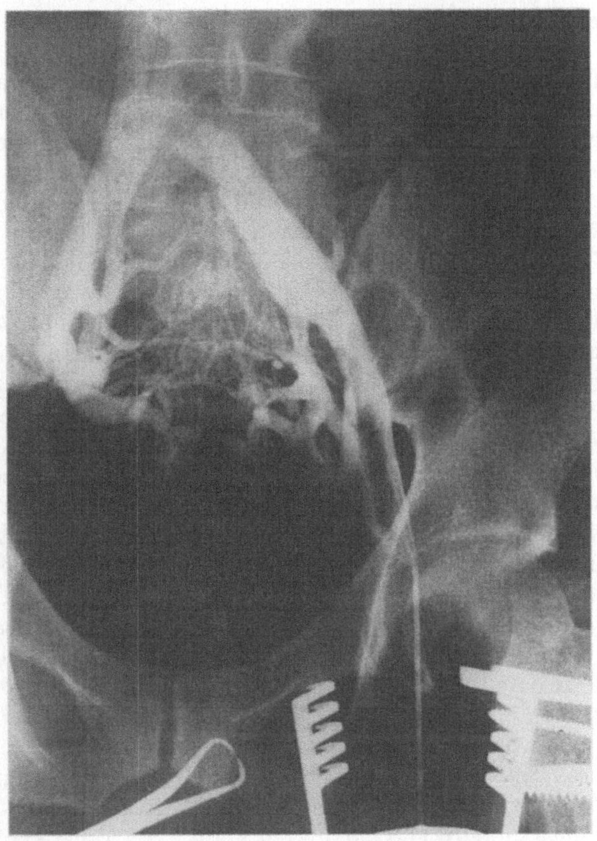

Technische Besonderheiten können den Eingriff erschweren. Ist der Venensporn alt und somit nicht passierbar, so weisen in der Regel präformierte Kollateralen in Höhe des Os sacrum (Spontanpalma) auf ein bereits sich über Monate oder Jahre entwickeltes suffizientes Umgehungssystem hin. Man sollte dann die Entfernung des Spornes nicht forcieren, da auf dieser Höhe unter passagerer Shuntprotektion hervorragende Langzeitergebnisse zu erzielen sind und bei der Spornmanipulation das Risiko einer Perforation besteht (Abb. 2).

Der Katheter kann auch vermeintlich in die V. cava inferior gelangen, in Wirklichkeit jedoch am Sporn abgleiten und die V. lumbalis ascendens intubieren. Eine solche Fehllage läßt sich vermuten, wenn der Katheter bereits bei Blockade mit 1–2 ml Flüssigkeit festsitzt, es empfiehlt sich dann die radiologische Kontrolle des Embolektomiekatheters. Andernfalls würde der Katheter in der dünneren V. lumbalis ascendes aufgeblasen werden und dort eine Perforation herbeiführen.

Ergebnisse

Die meisten Veröffentlichungen bezüglich der operativen Therapie tiefer Venenthrombosen in Schwangerschaft und Wochenbett sind eher kasuistischer Natur oder beziehen sich lediglich auf ein sehr kleines Kollektiv. Größere Fallzahlen finden sich weitaus seltener.

So berichtet Dörrler et al. [3] über 21 Patientinnen, von denen 10 nur mit Heparin, 11 jedoch zusätzlich mit einer Thrombektomie behandelt wurden. Das mittlere Alter beider Patientenkollektive betrug 26 bzw. 27 Jahre, der Beobachtungszeitraum lag bei 24 bzw. 22 Monate. Eine sekundäre Varikosis trat in der Heparingruppe bei 2 (Grad III-IV) bzw. bei 4 (Grad I-II) Patientinnen auf, während nach der Thrombektomie nur eine leichte sekundäre Varikosis beobachtet wurde. Der Abfall des Venendrucks – gemessen in der Technik nach Kriessmann – betrug in der Heparingruppe 39,7 mmHg, während er in der Gruppe mit Thrombektomie 51,6 mmHg erreichte. Dörrler et al. kommen in ihrer abschließenden Bewertung, die klinische Beobachtungen und Meßdaten miteinbezieht, zu folgender Schlußfolgerung: In der Heparingruppe fand sich bei 5 Patientinnen ein schweres postthrombotisches Syndrom (PTS), bei 3 zeigte sich ein kompensiertes PTS. In der Gruppe mit Thrombektomie gab es kein schweres PTS, 2 Patientinnen hatten lediglich ein leichtes PTS. Die venöse Thrombektomie ist daher der alleinigen Heparintherapie vorzuziehen.

Zu ähnlichen Aussagen kommen Stelzer et al. [17], was jedoch nicht zuletzt darauf beruht, daß in der Dissertationsarbeit die Mehrzahl ihrer Patientinnen im Kollektiv von Dörrler et al. bereits beschrieben waren.

Kniemeyer u. Sandmann [12] berichten über 7 Patientinnen mit Thrombosen, von denen sie 6 nach im Mittel 37,7 Monaten nachuntersuchen konnten. In allen Fällen war die Beckenetage offen, nur bei 2 fand sich eine Beinumfangsdifferenz (1,5 cm und 0,5 cm). Die Venenklappen waren dopplersonographisch bei 5 Patientinnen intakt, in keinem Fall entstand ein PTS. Ungünstiger waren die Ergebnisse nach Thrombektomie im Wochenbett (n=11, 5 nach Spontangeburt, 6 nach Sectio). Bei 10 Patientinnen bestand jedoch eine Mehretagenthrombose, 2 mal sogar unter Miteinbeziehung der V. cava inferior. Bei der Nachuntersuchung fand der Autor 2 mal ein mittelschweres PTS (allerdings auf der kontralateralen Seite), ein schweres PTS oder ein Ulcus cruris waren im Beobachtungszeitraum nicht aufgetreten.

Im eigenen Krankengut – beobachtet im Zeitraum von 1978–1987 am Klinikum Großhadern – wurden 42 Venenthrombosen operativ behandelt, 19 während der Schwangerschaft, 13 nach Sectio und 10 nach Spontangeburt. Die Thrombosen waren bis auf 5 allesamt linksseitig, insgesamt traten 2 Rezidive auf. 75% der Patientinnen konnten nachuntersucht werden, die mittlere Beobachtungszeit betrug 2,4 Jahre. Die Nachuntersuchung umfaßte klinische Daten, eine Phlebographie und eine Phlebodynamometrie. Aus diesen Daten wurde ein Score erstellt, der in Tabelle 1 gezeigt ist. Die Ergebnisse sind in Abb. 3 dargestellt; in Abb. 4 werden die Ergebnisse der Delta-P-Messung aufgelistet. Immerhin waren 69% der Nachuntersuchten einem sehr guten und guten Ergebnis zuzuordenen, wobei ein gutes Ergebnis (38%) zwar thrombotische Residuen beinhaltet, diese jedoch funktionell vollständig kompensiert waren.

Tabelle 1. Score zur Beurteilung der Nachuntersuchungsergebnisse. Es werden sowohl klinische als auch morphologische und funktionelle Daten integriert

Sehr gut	Keine Beschwerden, Phlebographie frei, Delta p > 50 mmHg
Gut	Keine Beschwerden, Phlebographie: geringe Residuen, Delta p > 50 mmHg
Ausreichend	Beschwerden abends, Phlebographie: Residuen, Delta p = 35–50 mmHg
Schlecht	Beschwerden ganztägig, Phlebographie: Residuen, Delta p < 35 mmHg

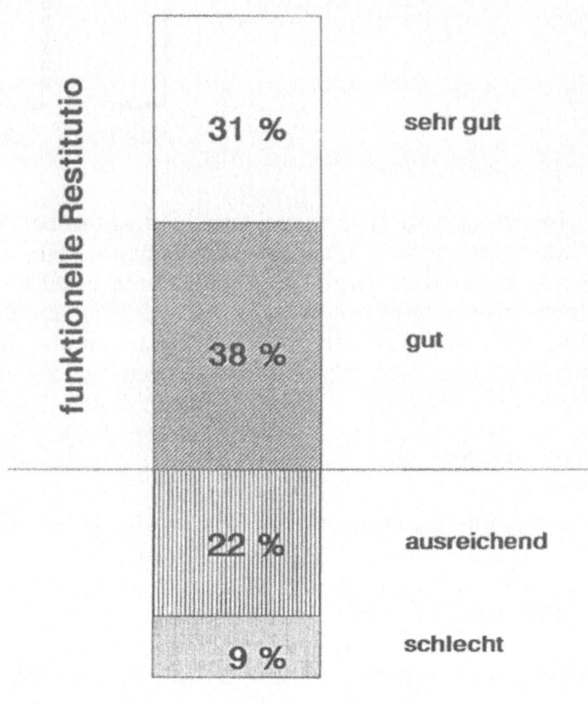

Abb. 3. Zusammenfassung der Ergebnisse, entsprechend dem Score in Tabelle 1

Sind die Literaturangaben bezüglich der Effektivität einer venösen Thrombektomie eher spärlich, so finden sich noch weniger Angaben über Spätergebnisse. Trotz intensiver Literaturrecherche gelang es, nur eine Arbeit ausfindig zu machen, die 30 Patientinnen mit venöser Thrombektomie mit 25 Patientinnen unter ausschließlicher Antikoagulation im Mittel 9 Jahre nach Erstmanifestation verglich. Die Studie ist retrospektiv, die Patientinnen mit der operativen Therapie wurden im Karolinska Hospital behandelt, die konservative Vergleichsgruppe wurde im weiteren Umfeld Stockholms therapiert.

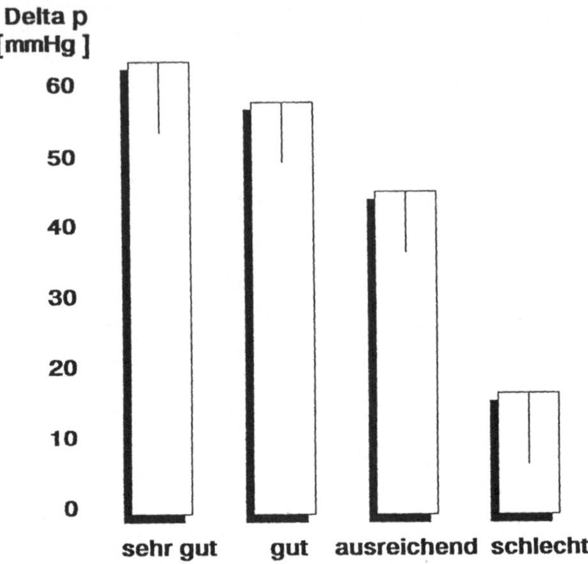

Abb. 4. Darstellung der Delta-p-Werte der Phlebodynamometrie. (Nach Kriessmann [13])

In der operativen Gruppe fand der Autor bei 53% der Patientinnen ein postthrombotisches Syndrom (mit farbkodiertem Ultraschall untersucht), in der konservativen Vergleichsgruppe waren es 52%. Ein venöser Reflux in der Oberschenkel- und Knieetage wurde bei 33% vs. 36% der Patientinnen gefunden. Auffallend war, daß 73% der Operierten eine offene Beckenetage aufwiesen und diese Zahl in der konservativen Gruppe mit 88% noch übertroffen wurde. Die Meßwerte der Venenverschlußplethysmographie differierten in beiden Patientengruppen kaum, was den Autor zu dem Fazit veranlaßte, daß die nichtdifferenten Langzeitergebnisse eine venöse Thrombektomie nicht rechtfertigen.

Ganz im Gegensatz hierzu wirken die Daten aus der Arbeitsgruppe um Bergqvist. Er untersuchte nach einer Latenz von im Mittel 11 Jahren 104 Patientinnen mit Thrombosen während und nach der Schwangerschaft, die ausschließlich konservativ behandelt wurden. Dabei fand er nur 22% der Frauen ohne Beschwerden. Bei 4% kam es in der Zwischenzeit zur Ausbildung eines Ulcus cruris. Trat die Thrombose während der Schwangerschaft auf, so klagten 58% über ein Anschwellen der Beine, 42% berichteten über Wadenkrämpfe. Die Vergleichszahlen in der Gruppe, deren Thrombose während des Wochenbettes auftrat, waren 48% und 30%. Hautveränderungen als Zeichen eines zumindest beginnenden postthrombotischen Syndroms fanden sich in beiden Gruppen bei 27%.

Diskussion

Eine endgültige Stellungnahme zum Wert der venösen Thrombektomie ist ohne Vorlage größerer und prospektiver Studien auch heute noch nicht möglich. Zwar sprechen die Ergebnisse der Studie von Törngren et al. [18] – der mit 9 Jahren über den längsten Nachuntersuchungszeitraum berichtet – gegen eine venöse Thrombektomie. Die Studie muß sich jedoch trotz des großen Aufwandes, mit dem sie erstellt wurde, den Vorwurf gefallen lassen, daß sie zum einen retrospektiv angelegt ist und zudem Patientenkollektive aus völlig unterschiedlichen Bereichen verglichen werden. Da die venöse Thrombose durch Rezidive kompliziert ist und diese in das Nachuntersuchungsergebnis eingehen, kann nur ein engmaschiger Follow up den Stellenwert einer Therapieform ermitteln helfen.

Dieser Studie stehen die Daten anderer gegenüber, die den Vorteil der venösen Thrombektomie gegenüber der alleinigen Heparinisierung belegen. Aus Vergleichen mit früheren Studien wissen wir, daß im eigenen Krankengut eine ausschließliche Heparintherapie einer Venenthrombose von Becken und Oberschenkel in keinem Fall zu einem sehr guten Ergebnis führte. Ob dem venösen Zusammenfluß in Höhe der Leistenregion (V. saphena magna, V. femoralis superficialis, V. profunda femoris) hierbei eine besondere Bedeutung zukommt, muß als naheliegend bezeichnet werden. Gerade aber diese Region ist aus gefäßchirurgischer Sicht einfach und schnell zu thrombektomieren, und bei einer gutkalibrigen AV-Fistel ist die Gefahr der Rethrombose sehr gering. Unstrittig ist, daß eine Phlegmasia coerulea dolens bei Bedrohung des Beines schnell thrombektomiert werden sollte, um einer venösen Gangrän zuvorzukommen.

Die venöse Thrombektomie erfordert einen hierfür engagiert arbeitenden Gefäßchirurgen, der mit viel „Liebe zum Detail" den Eingriff durchführt und die Nachsorge übernimmt. Nicht nur die Durchführung der Thrombektomie, sondern insbesondere die richtige Anlage der AV-Fistel, die letztlich die Frage der Rezidivthrombose entscheidet, setzt besondere technische Fähigkeiten voraus. Angesichts der Dominanz der arteriellen Chirurgie an den meisten Kliniken bleibt oft nicht viel Zeit für diese Art der Rekonstruktion. Dies mag der Grund sein, daß an venöse Thrombektomien in der Schwangerschaft wenig gedacht wird. Dennoch besteht die Verpflichtung, die noch ungeklärten Fragen durch eine prospektive Studie zu klären. Insbesondere sollte die Frage nach der Spontanlyserate der Beckenetage unter alleiniger Heparintherapie beantwortet werden. Letztere Frage sollte einfach zu klären sein; Studien im operativen Bereich dürften ohne einen multizentrischen Ansatz kaum die erforderliche Fallzahl erbringen.

Literatur

1. Bergqvist A, Bergqvist D, Lindhagen A, Mätzsch T (1990) Late symptoms after pregnancy-related deep vein thrombosis. Br J Obstet Gynäcol 97:338–341
2. Coon WW, Willis PW, Keller JB (1973) Venous thromboembolism and other venous disease in the Tecumseh Community Health Study. Circulation 68:839–884
3. Dörrler J, Hugo R von, Theiß W, Maurer PC (1988) Konservative und chirurgische Therapie der tiefen Beinvenenthrombose in der Schwangerschaft und post partum. Vasa [Suppl]23:92–93
4. Ginsberg JS, Hirsh J, Marder VJ (1994) Thrombotic and hemorrhagic complications in the obstetric patient. In: Colman RW, Hirsh J, Marder VJ, Salzmann EW (eds) Hemostasis and thrombosis: Basic principles and clinical practice, 3rd edn. Lippincott, Philadelphia

5. Grospietsch G (1988) Erkrankungen in der Schwangerschaft. In: Schneider J, Weitzel H (Hrsg) Edition Gynäkologie und Geburtsmedizin. Wissenschaftliche Verlagsgesellschaft, Stuttgart, S 123–131
6. Hellgren M, Blombäck M (1981) Studies on blood coagulation and fibrinolysis in pregnancy, during delivery and in the puerperium. Gynecol Obstet Invest 12:141–154
7. Hirsh J, Cade JF, Gallus AS (1972) Anticoagulation in pregnancy: a review of indications and complications. Am Heart J 83:301–305
8. Hiller H (1994) Thrombose und Schwangerschaft. Bayrischer Internist 14:18–23
9. Jorgensen JO (1993) The incidence of deep venous thrombosis in patients with superficial thrombophlebitis of the lower limbs. J Vasc Surg 18:70
10. Kaunitz AM, Hughes JM, Grimes DA, Smith JC, Rochat RW, Kafrissen ME (1985) Causes of maternal mortality in the United States. J Am Obstet Gynecol 65:605
11. Kiegergaard A (1983) Incidence and diagnosis of DVT associated with pregnancy. Acta Obstet Gynecol Scand 62:239–243
12. Kniemeyer HW, Sandmann W (1990) Chirurgische Therapie der tiefen Venenthrombose in der Schwangerschaft und Wochenbett. Gynäkologe 23:91–96
13. Kriessmann A (1974) Periphere Phlebodynamometrie. Grundlagen, Technik, Leistungsbreite. Vasa [Suppl]:1–35
14. Laros RK, Alger LS (1986) Thromboembolism and pregnancy. Clin Obstet Gynecol 22:215–232
15. May R, Thurner J (1956) Ein Gefäßsporn in der V. iliaca comm. sin. als Ursache der überwiegend linksseitigen Beckenvenenthrombose. Z Kreisl 45:912–922
16. Rutherford SE, Phelan JP (1986) Thromboembolic disease in pregnancy. Clin Perinatol 13:719
17. Stelzer S (1988) Therapie tiefer Beckenvenenthrombosen in Schwangerschaft und Wochenbett. Inauguraldissertation am Klinikum rechts der Isar, Technische Universität München
18. Törngren S, Hjertberg R, Rosfors S, Bremme K, Eriksson M, Swedenborg J (1996) The long-term outcome of proximal vein thrombosis during pregnancy ist not improved by the addition of surgical thrombectomy to anticoagulant treatment. Eur J Vasc Endovasc Surg 12:31–36

KAPITEL 7

Antikoagulation in graviditate und post partum

U. H. WINKLER

Zusammenfassung

Für den gesamten Verlauf der Schwangerschaft besteht ein gegenüber Nicht-schwangeren 6fach erhöhtes Thromboembolierisiko. Allerdings konzentriert sich dieses Risiko auf Perioden im Verlauf der Schwangerschaft, in der Risikofaktoren hinzutreten, die auch außerhalb der Gravidität ein Thromboserisiko bedingen, wie Operationen (Kaiserschnitt), Infektionen (Amnioninfektionssyndrom) und Immobilisationen (Abort bzw. Frühgeburtsbestrebungen). Die Latenz zwischen den ersten oft unspezifischen Symptomen und der Einleitung der Therapie ist in der Schwangerschaft besonders groß (>4 Tage) und ist eine Ursache der nach wie vor unbefriedigenden langfristigen Prognose. In mehr als einem Drittel der Fälle gelingt es nicht, ein postthrombotisches Syndrom zu verhindern. Zur Thromboseprophylaxe werden nahezu ausschließlich Heparine eingesetzt, nur für Patientinnen mit mechanischen Herzklappen wird eine orale Antikoagulation im 2. und 3. Drittel der Schwangerschaft diskutiert. Wenn über die gesamte Dauer der Schwangerschaft eine Heparin-Prophylaxe durchgeführt wird, ist bei bis zu 30% der Fälle mit einem beträchtlichen Verlust an Knochendichte und bei bis zu 2% mit der Auslösung einer heparinassoziierten Thrombopenie und dadurch bedingter schwerer Thrombosegefahr zu rechnen. In dieser Übersicht werden 3 mögliche therapeutische Konsequenzen diskutiert. Die wenigen prospektiven, kontrollierten Studien geben zu der Vermutung Anlaß, daß das Wiederholungsrisiko nach früher durchgemachter Thrombose möglicherweise überschätzt wurde und daher das allein auf der Thromboseanamnese gründende Risiko ohne weitere Risikomerkmale noch nicht zu einer Prophylaxe während der gesamten Schwangerschaft zwingt. Moderne diagnostische Möglichkeiten sollten daher genutzt werden, um vererbte Ursachen der Thrombophilie wie die Resistenz gegen aktiviertes Protein C oder die Inhibitormangelsyndrome als harte Indikationen einer Prophylaxe nachzuweisen. Ferner besteht die Option, die Dauer der Heparinexposition zu verkürzen, indem nur während besonderer Risikoperioden, wie etwa Immobilisationen, einer Dehydratation, Operationen, während der Entbindung und im Wochenbett, gezielt und zeitlich begrenzt eine Thromboseprophylaxe betrieben wird. Neuere Arbeiten ergaben schließlich erste Hinweise, daß die Verwendung von niedermolekularen Heparinen in der Langzeitanwendung mit einem geringeren Verlust an Knochendichte und einem geringeren Risiko einer mit Heparin assoziierten Thrombopenie belastet ist.

Einleitung

Die Gefahren einer Thrombose oder einer sich aus dieser entwickelnden Lungenarterienembolie werden in der Schwangerschaft durch die Risiken der antithrombotischen Therapie für den Feten kompliziert [6, 35, 44]. Diese sind auf die Risiken einer mütterlichen oder fetalen Blutungsneigung infolge der antithrombotischen Behandlung zurückzuführen [20]. Der Prophylaxe kommt daher v. a. angesichts der noch bestehenden Probleme bei der Diagnostik und Therapie thromboembolischer Komplikationen eine herausragende Bedeutung für die Senkung der mütterlichen und kindlichen perinatalen Mortalität zu. Neben den physikalischen Maßnahmen wie Kompressionsstrümpfen, ausreichender Hydratation und adäquater Durchbewegung der unteren Extremität stehen auch medikamentöse Behandlungsmöglichkeiten zur Verfügung [5], deren Anwendung aber mit eigenen Risiken behaftet ist. Es ist daher zu prüfen, bei welcher Indikation eine medikamentöse Prophylaxe zusätzlich zu physikalischen Maßnahmen erforderlich ist, für welchen Zeitraum sie erfolgen sollte und welche Medikamente in Frage kommen.

Thrombose und Embolie in der Schwangerschaft

Die Schwangerschaft trägt in erster Linie infolge der Umstellung der iliakalen Durchflußvolumina zu einer relativen Stase in der unteren Extremität bei. Die Zunahme der plazentaren Perfusion auf bis zu 750 ml pro Minute am Termin erzeugt über die uterinen Venen und Iliaca-interna-Gefäße einen gesteigerten Einstrom in das Iliaca-communis-Gefäßbett, sodaß mit Zunahme der Größe und Durchblutung der Plazenta ein zunehmender Widerstand für den venösen Abstrom aus der V. femoralis zu beobachten ist. Hierzu tragen ferner die schwangerschaftstypischen hormonellen Einflüsse auf die parakrine, durch Prostacyclin und durch Stickstoffmonoxid gesteuerte Regelung des Gefäßtonus bei, wodurch es zur typischen, auch mit einer Neigung zur Varikosis einhergehenden Flußverlangsamung im Niederdrucksystem kommt [5].

Die hohen Spiegel an Östrogenen und Gestagenen, die teils von der Plazenta, teils vom Feten selbst produziert werden, bewirken aber auch eine Zunahme der Plasmakonzentration der Faktoren des Prothrombinkomplexes [4], des Plasminogens und des Fibrinogens. Während die Aktivität und Konzentration des Protein C in der Schwangerschaft ansteigt, wird andererseits möglicherweise infolge einer Zunahme des C4b-Bindungsproteins eine Abnahme des freien Proteins S bzw. der Protein-S-Aktivität beobachtet [17, 27]. Die Plazenta trägt durch die Produktion des Plasminogenaktivatorinhibitors Typ II zu einer Hemmung der fibrinolytischen Aktivität im plazentaren Gefäßbett bei.

In erster Linie ist zu bedenken, daß in das mütterliche Gefäßsystem die bis zu 15 m^2 große Fläche plazentarer Endothelien eingefügt wird, die infolge ihrer Nähe zu einem immunologisch differenten Organismus in verschiedenster Form von Akutphasereaktionen bedroht ist. Tatsächlich wird mit der zunehmenden Größe der Plazenta auch eine Zunahme der basalen Gerinnungs-

und Fibrinolyseaktivität beobachtet, wie sie mittels Reaktionsprodukten der aktiven Schlüsselenzyme Thrombin und Plasmin gemessen werden kann [55]. Die klassischen geburtshilflichen Gerinnungsstörungen vom Typ der Verbrauchskoagulopathie gehen sämtlich mit einer Dysfunktion dieses plazentaren Endothelimplantates einher mit Verlust der antikoagulatorischen Oberflächeneigenschaften, Induktion einer Akutphasereaktion und massiver Zunahme der intravasalen Gerinnungsaktivität [7].

In der Summe tragen die Umstellung der Hämostase, der immunologischen und zellulären Entzündungsreaktion und der Durchblutungsverhältnisse zu einer Labilisierung der physiologischen antithrombotischen endothelialen Regulation in der Schwangerschaft bei.

Inzidenz

Die Angaben zur Häufigkeit von thromboembolischen Erkrankungen in der Schwangerschaft variieren erheblich. Für die präpartale Phase wird die Häufigkeit tiefer Beinvenenthrombosen in einem unselektionierten Patientinnengut mit 0,05–1,8% angegeben [22, 46]. Für diese Schwankungsbreite ist zunächst ausschlaggebend, daß die notorische Unschärfe bei der Diagnose der tiefen Beinvenenthrombose in der Schwangerschaft besonders groß ist, weil die Anwendung der Röntgendiagnostik wegen der Problematik der kindlichen Strahlenbelastung sehr wenigen vitalen Indikationen vorbehalten bleiben muß. Mit den heute in der Schwangerschaft als Standard zu betrachtenden Ultraschallverfahren im Real-time-Mode oder mittels des Dopplerverfahrens wird in der Hand des Erfahrenen eine ausgezeichnete diagnostische Treffsicherheit im Bein-Becken-Venenbereich erzielt; einzig die Unterschenkelthrombose erweist sich noch immer als ein diagnostisches Dilemma und kann nicht in allen Fällen sicher objektiviert werden.

Zum anderen ist die starke Variation möglicherweise aber auch Folge der unterschiedlichen Prävalenz zusätzlicher Risikofaktoren in den untersuchten Kollektiven. Es ist durchaus möglich, daß die Thrombosegefährdung in der Schwangerschaft in vollem Umfang oder zumindest weitestgehend auf die bekannten Risiken der Immobilisation, Entzündung, Weichteiltraumen und der Dehydratation zurückzuführen ist. Diese auch außerhalb der Schwangerschaft als „Auslöser" bekannten, zur Thrombose disponierenden Konstellationen treten als Folge typischer Schwangerschaftskomplikationen wie Hyperemesis gravidarum, Abortus incipiens und im Fall einer Abruptio graviditatis bevorzugt im 1. Trimenon und in Form der vorzeitigen Wehentätigkeit oder des Amnioninfektionssyndroms bevorzugt im 3. Trimenon auf. Es ist daher von Interesse, daß auch die Thrombosen einen ersten Häufigkeitsgipfel im 1. Trimenon und einen 2. zu Beginn des 3. Trimenons aufweisen [6].

In einem Drittel dieser Fälle muß mit der Entwicklung einer Lungenarterienembolie gerechnet werden [1]. Die Häufigkeit von emboliebedingten mütterlichen Todesfällen wird mit bis zu 2,6 pro 100 000 Schwangerschaften angegeben [16], wobei allerdings zwei Drittel dieser Todesfälle postpartal auftraten. Das peripartale Risiko tiefer Beinvenenthrombosen wird mit 0,5–1,2% für vaginale Entbindungen angegeben und steigt mit dem operativen Trauma über die vaginalen operativen Entbindungen auf bis zu 3% bei

Schnittentbindungen an [22]. Aus historischen Untersuchungen ist bekannt, daß bei unterlassener Behandlung der tiefen Beinvenenthrombose mit einer Mortalität von 15% infolge fataler Lungenarterienembolien zu rechnen ist [1, 44].

Diagnose

Die Diagnose einer tiefen Beinvenenthrombose in der Schwangerschaft erfolgt auch heute noch bei weitem zu spät [57]. Die Latenz bis zur Sicherung der Diagnose und Einleitung der Therapie wird in größeren klinischen Studien mit durchschnittlich 4 Tagen angegeben [6, 35, 42, 57]. Eine Verschleppung der Therapie verschlechtert die Erfolgsaussichten aller therapeutischen Optionen erheblich und trägt insbesondere zu der hohen Frequenz postthrombotischer Syndrome bei.

Die klinischen Zeichen der tiefen Beinvenenthrombose sind bereits außerhalb der Schwangerschaft unspezifisch und unzuverlässig. In der Schwangerschaft wird die diagnostische Validität nochmals verschlechtert. Außerhalb der Schwangerschaft gilt die Phlebographie als Standard der Thrombosediagnostik. Sie erweist sich v.a. bei der Diagnostik von Unterschenkelthrombosen der Dopplerultraschalluntersuchung als überlegen. Während der Schwangerschaft muß im 1. Trimenon, im wesentlichen vom 18.–55. Tag post conceptionem, mit der Anlage und Ausbildung der fetalen Organe gerechnet werden. In dieser Phase ist die Röntgendiagnostik des kleinen Beckens (ca. 5 rd) kontraindiziert, die Indikation für eine Röntgendiagnostik des Thorax (ca. 0,5 rd) sollte vitalen Indikationen vorbehalten sein [21].

In der Schwangerschaft wird daher die Objektivierung der klinischen Diagnose einer tiefen Beinvenenthrombose in der Regel durch die Dopplersonographie erfolgen [31]. Als zusätzliche Hilfe hat sich die Bestimmung von Fibrinspaltprodukten bewährt [8, 10, 37, 56]. Es handelt sich um die physiologischen Abbauprodukte eines Fibringerinnsels, so daß bei Überschreiten eines Grenzwertes auf die Diagnose eines Thrombus rückgeschlossen werden kann. Dieses Verfahren weist eine mäßige Spezifität, aber ausgezeichnete Sensitivität auf. Es ist daher in erster Linie geeignet, eine Thrombose als Ursache einer diffusen Symptomatik auszuschließen.

Therapie

Die Therapie der tiefen Bein-Becken-Venenthrombose und insbesondere der Embolie erfolgt aus vitaler Indikation und muß daher im Einzelfall auch eine Gefährdung der Schwangerschaft in Kauf nehmen. Für die tiefe Beinvenenthrombose wird in der Mehrzahl der Fälle die hoch dosierte intravenöse Heparintherapie Anwendung finden, für die Lungenarterienembolie kommt zusätzlich die Thrombolyse mittels Urokinase, Streptokinase oder rekombinantem tissue-Plasminogenaktivator in Frage. Eine Abschätzung von Nutzen und Risiko der verschiedenen Therapiemodalitäten wird allerdings erschwert durch den Umstand, daß prospektive Untersuchungen zu dieser Fragestellung nicht vorliegen.

Heparin

Standardtherapie der Thrombose in der Schwangerschaft ist die an der aktivierten Prothrombinzeit (aPTT) titrierte intravenöse Heparininfusion. Es wird eine initiale Bolusgabe von ca. 5000 I.E. empfohlen [29], um schnell in den therapeutischen Bereich von etwa 0,5 U/ml Anti-FXa-Einheiten zu kommen (entsprechend einer aPTT vom 1,5- bis 2fachen des Ausgangswertes). Die Kontrolle der aPTT ist in der Schwangerschaft von besonderer Wichtigkeit, weil in der Regel höhere Heparindosen erforderlich sind als außerhalb der Schwangerschaft. Die Orientierung an der individuellen Wirkung auf die Gerinnungszeiten gilt als Voraussetzung für die insgesamt geringe Zahl von Blutungskomplikationen, die bei diesem Vorgehen beobachtet werden [9, 35]. In einer Metaanalyse publizierter Studien fanden Ginsberg et al. bei ihrer Zusammenstellung von Komplikationen der antithrombotischen Therapie in der Schwangerschaft nur 1 Fall einer retroplazentaren Blutung bei 355 mit Heparin behandelten Schwangeren [20].

Die Dauer der intravenösen Infusionstherapie orientiert sich an der sonographischen Verlaufskontrolle. Sie wird in der Regel 7–10 Tage betragen. Im Anschluß an diese Akutbehandlung besteht eine thrombophile Diathese, die eine prophylaktische Behandlung im Sinne der Sekundärprophylaxe für die Dauer der Schwangerschaft und des Wochenbettes erforderlich macht [5].

Thrombophilie in der Schwangerschaft

Es ist ein Ziel der Schwangerschaftsvorsorge, das Auftreten einer Thrombose durch geeignete Prophylaxe möglichst zu vermeiden. Hierzu ist zunächst die Erkennung thrombophiler Konstellationen in der Schwangerschaft erforderlich. In dem kontrovers geführten Diskurs über die prädiktive Wertigkeit thrombophiler Befunde wird oft der Geburtshelfer die Risiken der Thrombose und der Hämostaseologe die der prophylaktischen Therapie überschätzen. Im folgenden sollen daher die spärlichen Daten zu dieser Frage zusammengestellt werden.

Etablierte diagnostische Kriterien der Thrombophilie

Prospektive Untersuchungen zum prädiktiven Wert gerade der klinisch etablierten Kriterien der Thrombophilie liegen für die Thrombophilie in der Schwangerschaft nicht vor. So ist klinisch die Varikosis als prädisponierender Faktor für das Auftreten einer Thrombose in der Schwangerschaft anerkannt, obwohl für die unkomplizierte Varikosis ohne Thrombophlebitis ein erhöhtes Thromboserisiko nicht belegt werden kann [25]. Dies verdient v.a. deswegen Beachtung, weil bei bis zu 50% der Mehrgebärenden eine Varikosis gefunden wird [5]. Das Alter und die Parität können hingegen als allgemeine Risikofaktoren anerkannt werden [23], allerdings im Sinne eines additiven Risikofaktors bei Vorliegen von spezifischeren Risikofaktoren und in erster Linie für das Risiko fataler Lungenarterienembolien in der Schwangerschaft.

Zustand nach Thrombose: Sekundärprävention

Unstrittig besteht eine Thromboseneigung unmittelbar im Anschluß an eine Thrombose. Auch außerhalb der Schwangerschaft wird eine willkürlich 6monatige Sekundärprophylaxe empfohlen. In dieser Zeit ist wegen der endothelialen Dysfunktion und der Zerstörung der Venenklappen nach Rekanalisation des Thrombus mit einem hohen Rethrombosierungsrisiko zu rechnen. Sofern in diesem Zeitraum eine Schwangerschaft eintritt oder bereits zum Zeitpunkt der Thrombose besteht, wird einhellig empfohlen, für die Dauer der Schwangerschaft und das Wochenbett eine Thromboseprophylaxe zu betreiben [5, 36]. Aufgrund dieses Risikos wird von den meisten Autoren eine physikalische (Kompressionsstrumpf) und medikamentöse Prophylaxe mit Low-dose-Heparin empfohlen [36]. Die Prophylaxe wird nach etwa 7 Tagen der Akutbehandlung begonnen und bis wenigstens 6 Wochen postpartal fortgesetzt.

Anamnestisches Risiko

Hat die Thrombose der Patientin Jahre vor der Schwangerschaft stattgefunden, ist das Thromboserisiko in der Schwangerschaft wesentlich schlechter einzuschätzen. Für das alleinige anamnestische Risiko wurde in retrospektiven Analysen eine Häufigkeit von Rezidivthrombosen in der Schwangerschaft zwischen 12% [1] und 15% [50] angegeben. Allerdings weisen diese Untersuchungen erhebliche methodische Mängel auf (retrospektive Fragebogenstudien). Es ist daher möglich und wahrscheinlich, daß das Wiederholungsrisiko nach einer früher durchgemachten Thrombose und ohne weitere Risikofaktoren möglicherweise überschätzt wurde. In den wenigen prospektiven Studien, die den Wert einer Prophylaxe allein aufgrund eines anamnestischen Risikos zu evaluieren versuchten, konnte diese hohe Rezidivquote nicht bestätigt werden [30, 34]. Diesen Untersuchungen zufolge liegt das Rezidivrisiko bedeutend unter 5% [49]. Es ist daher wichtig, eventuelle prädisponierende Faktoren zu erfassen, um das Risiko in einer Schwangerschaft nach einer durchgemachten Thrombose besser einschätzen zu können.

Hämostaseologisch begründetes Risiko

Der Inhibitormangel gilt als Prototyp der angeborenen Thrombophilie. Hierzu sind nicht nur die Mangelerkrankungen der Inhibitoren Antithrombin III [28], Protein C [40] und Protein S [13, 45] zu nennen, sondern auch die erst in letzter Zeit aufgeklärte Resistenz gegen aktiviertes Protein C [14]. Inwieweit eine Einschränkung der mobilisierbaren fibrinolytischen Aktivität (fibrinolytische Kapazität) hier eine vergleichbare prädisponierende Rolle in der Schwangerschaft spielt, kann derzeit nicht sicher beurteilt werden.

Eine wesentliche klinische Bedeutung kommt aber auch den erworbenen Störungen der Hämostase zu, in erster Linie dem Lupus-Antikoagulans [38]. Die Thromboseneigung bei Vorliegen eines Lupus-Antikoagulans erstreckt sich auch auf das plazentare Gefäßbett und ist daher offenbar sowohl an bei diesen Patientinnen typischen Aborten in der Frühschwangerschaft [3] wie auch an thromboembolischen Plazentainfarkten im späteren Schwangerschaftsalter [11] beteiligt.

Die meisten Autoren stimmen darin überein, Patientinnen, bei denen eine Thrombose aufgetreten und eine thrombophile Diathese nachgewiesen ist, in der Schwangerschaft eine kontinuierliche, bereits nach Sicherung der Schwangerschaft beginnende und wenigstens bis zur 6. Woche post partum fortzusetzende Heparinprophylaxe zu empfehlen [36].

Immobilisation

Die Immobilisation ist häufig iatrogen verursacht. Die Durchblutung der Plazenta kann durch strenge Bettruhe wesentlich verbessert werden, ebenso wird Bettruhe empfohlen nach Operationen einschließlich des Schwangerschaftsabbruchs sowie bei vorzeitiger Wehentätigkeit. Insbesondere aber bei der Hyperemesis gravidarum sowie dem Überstimulationssyndrom treten zusätzlich erhebliche Volumenmangelkonstellationen hinzu, so daß hier grundsätzlich eine Thrombophilie unterstellt werden muß. Der Entschluß zu einer Prophylaxe sollte hier großzügiger gefaßt werden, da sich diese nur auf den Zeitraum der Immobilisation erstreckt.

Thromboseprophylaxe

Die Thromboseprophylaxe in der Schwangerschaft muß zunächst nach ihrer Effektivität und weiter nach ihrer Sicherheit beurteilt werden. Dabei ist zum einen die Frage von Belang, ob der Fetus mitbehandelt und daher direkt oder indirekt (infolge einer plazentaren Blutung) geschädigt werden kann. In jüngster Zeit rücken aber auch die mütterlichen Risiken einer Langzeitbehandlung in den Mittelpunkt des Interesses.

Cumarine

Cumarine sind in der Schwangerschaft wirksam. Sie passieren aber die Plazenta und beeinflussen beim Feten wie bei der Mutter die Carboxylierung der Vitamin-K-abhängigen Gerinnungsfaktoren. Ihre Anwendung im letzten Trimenon der Schwangerschaft ist daher problematisch, da es zu einer Einschränkung der fetalen Hämostase sub partu kommen kann. In einer Metaanalyse der publizierten Studien zur Antikoagulation in der Schwangerschaft kamen Ginsberg et al. [19] zu dem Ergebnis, daß darüber hinaus Fehlbildungen und möglicherweise blutungsbedingte Schäden am ZNS auftreten können, wenn Cumarine überhaupt zu irgendeinem Zeitpunkt in der Schwangerschaft gegeben werden. Im 1. Trimenon, namentlich zwischen dem 18. und 55. Tag post conceptionem, besteht eine absolute Kontraindikation gegen Cumarine, deren Anwendung in dieser vulnerablen Phase der Organogenese in mehr als 25% der Patientinnen mit einem typischen Fehlbildungssyndrom (Cumarinfetopathie) assoziiert ist [32].

Heparin

Heparin bindet über Lysin Bindungsstellen am Antithrombin-III-(AT-III-) Molekül, wodurch es zu einer Veränderung der sterischen Form des AT-III und damit zu einer Beschleunigung seiner inhibitorischen Wirkung auf mehrere aktivierte Gerinnungsfaktoren kommt. Die nicht gebundene Fraktion des therapeutisch applizierten Heparins (etwa ein Drittel der Dosis) entfaltet eine von der AT-III-Interaktion unabhängige Wirkung auf die Plättchenaktivität, die zu einer Verlängerung der Blutungszeit führt [29]. Beide Wirkungen werden sowohl bei der Anwendung unfraktionierten und niedermolekularen Heparins beobachtet, allerdings sind die Plättcheneffekte des unfraktionierten Heparins ausgeprägter. Für die Klinik ist entscheidend, daß niedermolekulare Heparine (NMH) eine mehrfach längere Halbwertszeit im Hinblick auf die biologische Wirkung aufweisen und daher in der Prophylaxe nur einmal täglich verabfolgt werden können.

Unfraktioniertes Standardheparin

Unfraktioniertes Heparin (UFH) passiert die Plazenta nicht. Teratogene Wirkungen am Feten sind nicht bekannt. Die Halbwertszeit im Plasma beträgt dosisabhängig zwischen 30 und 120 min. [53], wodurch bei intravenöser Gabe eine sehr gute Steuerbarkeit der Wirkung zum Beispiel sub partu erreicht werden kann. Andererseits muß unfraktioniertes Heparin bei subkutaner Applikation 2- bis 3mal am Tag angewandt werden und wird daher in der Prophylaxe über die gesamte Dauer der Schwangerschaft schlecht akzeptiert.

Bei Verwendung von unfraktioniertem Heparin wird präpartal eine Dosis von 2mal 10 000 E s. c. (oder 3mal 7 500 E s.c., sofern die Patientin dies toleriert) empfohlen, eine Dosis also, die etwas über der zur Thromboseprophylaxe empfohlenen Standarddosis liegt. Prospektive Untersuchungen liegen nicht vor [36].

Die Sicherheit der Heparintherapie in der Schwangerschaft ist mittlerweile gut belegt [17]; allerdings wurde in jüngster Zeit eine paradoxe Thromboseneigung als Folge einer heparinassoziierten Plättchenaktivierung beobachtet. Nach Hüftgelenkoperationen wurde dieses Risiko einer heparinassoziierten immunologischen Thrombozytopenie (HAT) in 0,1–2% der Fälle [51, 52] beobachtet. In einer kürzlich veröffentlichten Studie wurden in diesem Zusammenhang erste Hinweise auf einen wichtigen Vorzug niedermolekularer Heparine (NMH) mitgeteilt [52]. Sowohl die Entwicklung von heparininduzierten Antikörpern als auch der HAT wurde bei NMH seltener beobachtet als bei UFH und bei langer Therapiedauer häufiger als bei nur kurzdauernder Anwendung.

Kürzlich konnte die Gießener Arbeitsgruppe [24] den Nachweis erbringen, daß mittels eines niedermolekularen Heparinoids (Org 10172) eine suffiziente Antikoagulation auch bei derartigen Komplikationen der Standardheparintherapie gewährleistet werden kann. Mittlerweile liegen Erfahrungen von über 230 Patienten vor, die mit diesem Heparinoid erfolgreich behandelt wurden, nachdem eine heparinassoziierte Thrombosezytopenie aufgetreten war [2].

Ein weiteres Risiko der langfristigen Heparintherapie im Rahmen der Prophylaxe ergibt sich durch die Induktion eines beschleunigten Knochendichteverlustes. Mittels radiologischer Techniken wird in prospektiven Untersuchungen mit allerdings noch kleiner Fallzahl in bis zu 30% der behandelten Schwangeren, die über die gesamte Schwangerschaftsdauer eine Heparinprophylaxe erhalten, eine Abnahme der Knochendichte von über 10% beobachtet [12]. Offenbar ist diese Osteopenie nicht immer reversibel, wie Nachuntersuchungen bis zu 12 Monaten nach der Schwangerschaft zeigen [15, 48]. Wirbelkörperkompressionsfrakturen sind bereits nach 5monatiger Therapie in der Schwangerschaft beschrieben worden [58]. Es ist zur Zeit noch nicht abzusehen, ob diese ersten Befunde zu besonderen Warnhinweisen bei familienanamnestisch belasteten Schwangeren oder im Hinblick auf eine prolongierte Stillphase haben werden. Es muß aber in jedem Fall daran erinnert werden, daß eine ausreichende Kalziumsubstitution während der Therapie sichergestellt werden muß.

Niedermolekulare Heparine

Für zahlreiche niedermolekulare Heparine liegen Untersuchungen am Plazentamodell [54] und durch Anti-F-Xa-Messungen im Nabelarterienblut vor, die einen fehlenden Übertritt in die fetale Zirkulation nachweisen [18, 26, 33, 41, 43]. Allerdings muß aufgrund der unterschiedlichen pharmakodynamischen Eigenschaften jedes niedermolekulare Heparin als eigenständiges Pharmakon betrachtet werden. Zwar ist davon auszugehen, daß für alle Präparate der Nachweis des fehlenden Übertritts in die fetale Zirkulation erbracht werden kann. Gegenwärtig enthält aber die Zulassung der meisten Präparate noch eine ausdrückliche Warnung, von der Anwendung in der Schwangerschaft abzusehen, da noch keine ausreichenden Erfahrungen vorlägen. Auch wenn in jüngster Zeit eine Bereitschaft erkennbar wurde, auf diesen Warnhinweis zu verzichten, darf dies nicht als Zulassung für die Indikation „Thromboseprophylaxe in der Schwangerschaft" mißverstanden werden. Der Einsatz niedermolekularer Heparine für diese Indikation muß daher nach umfassender Information und mit ausdrücklichem Einverständnis der Patientin erfolgen.

Zahlreiche Berichte über die Anwendung von NMH in der Schwangerschaft liegen vor [12, 18, 26, 47]. Empfohlen werden auch hier wieder Dosen im oberen Bereich der für die perioperative Thromboseprophylaxe vorgesehenen Dosis (entsprechend einer täglichen Dosis von 7 500–10 000 Anti-F-Xa-Einheiten oder analoge Dosierungen als einmalige Gabe s. c.).

Empfehlungen für die Praxis

Die antithrombotische Therapie der manifesten Thrombose und Embolie folgt in der Schwangerschaft im wesentlichen den Kriterien, die auch außerhalb der Schwangerschaft Anwendung finden. Im Vordergrund steht die Vermeidung lebensbedrohlicher Komplikationen der Mutter. Die Prophylaxe von Thrombosen in der Schwangerschaft ist in den letzten Jahren durch die Einführung der niedermolekularen Heparine um eine wirksame und infolge der nur einmal täglichen Applikation gut akzeptierte Variante bereichert worden. Bekannte Risiken, wie die heparininduzierte Osteopenie, und erst in jüngster Zeit erkannte Gefahren, wie die heparinassoziierte Thrombopenie, scheinen bei der Anwendung der niedermolekularen Heparine seltener aufzutreten. Dies sollte aber nicht zu einer leichtfertigen Übertherapie veranlassen: Auch die niedermolekularen Heparine sind mit diesen erheblichen Risiken, v. a. bei der Langzeitanwendung, behaftet.

Erstes Ziel zur Vermeidung dieser Risiken muß daher die Begrenzung der Therapiedauer auf das erforderliche Maß sein. Ziel dieses Konzeptes ist die Beschränkung der Behandlungsdauer auf die Phasen der Schwangerschaft, in denen sich ein erhöhtes Risiko durch zusätzliche Risikofaktoren wie Bettlägerigkeit, Hypovolämie oder Infektionen ergibt. Die modernen diagnostischen Möglichkeiten zur Erkennung von erworbenen Diathesen und die bessere Differenzierung der angeborenen thrombophilen Diathesen versprechen für die Zukunft, prophylaktische Maßnahmen in der Schwangerschaft nach Art, Dauer und Dosis gezielt einsetzen zu können.

Literatur

1. Badaracco MA, Vessey MP (1974) Recurrence of venous thromboembolism disease and use of oral contraceptives. BMJ 1:215–217
2. Barbour LA, Kick SD, Steiner JF et al. (1994) A prospective study of heparin-induced osteoporosis in pregnancy using bone densitometry. Am J Obstet Gynecol 170:862–869
3. Barbui TS, Cortelazzo S, Galli M, Parazzini F, Radici E, Rossi E, Finazzi G (1988) Antiphospholipid antibodies in early repeated abortions: a case-controlled study. Fertil Steril 50:589–592
4. Beller FK (1957) Die Gerinnungsverhältnisse bei der Schwangeren und beim Neugeborenen. Barth, Leipzig
5. Beller FK, Winkler UH (1990) Varikose und thromboembolische Komplikationen. In: Beller FK, Kyank H (Hrsg) Erkrankungen während der Schwangerschaft. Thieme, Leipzig, S 193–201
6. Bergqvist A, Bergqvist D, Hallbrook T (1983) Deep vein thrombosis during pregnancy. Acta Obstet Gynecol Scand 62:443–448
7. Boer K de, Heyboer H, ten Cate JW, Borm JJJ, Ginkel CJW (1989) Low molecular weight heparin treatment in a pregnant woman with allergy to standard heparins and heparinoid. Thromb Haemost 61:148
8. Boneu B et al. (1991) D-dimers, Thrombin-Antithrombin III complexes and prothrombin fragments 1+2: diagnostic value in clinically suspected deep vein thrombosis. Thromb Haemost 65:28–32
9. Bonnar J (1991) Haemostasis and coagulation disorders in pregnancy. In: Bloom AI von, Thomas DP (eds) Haemostasis and thrombosis. Thieme, Stuttgart
10. Bounameaux H et al. (1989) Measurement of plasma D-dimer for diagnosis of deep venous thrombosis. Am J Clin Pathol 91:82–85
11. Branch DW, Scott JR, Kochenour NK, Hershgold E (1985) Obstetric complications associated with the lupus anticoagulant. N Engl J Med 313:1322–1326
12. Caimi MT, Redaelli R, Nosari AM, Baudo F, Mauri F, Leonardi G, Cataldo F de (1989) Emergency treatment with rt-PA of pulmonary embolism in a pregnant women. Thromb Haemost 62:548
13. Comp PC, Nixon RR, Cooper MR, Esmon CT (1984) Familial protein S deficiency is associated with recurrent thrombosis. J Clin Invest 74:2082–2088
14. Dahlbäck B (1994) Physiological anticoagulation resistance to activated protein C and venous thromboembolism. J Clin Invest 94:923–927
15. Dahlmann TC, Lindvall N, Hellgren M (1990) Osteopenia in pregnancy during long-term heparin treatment: a radiological study post partum. Br J Obstet Gynaecol 97:221–228

16. Department of Health, Welsh Office, Scottish Home and Health Department, and Department of Health and Social Services, Northern Ireland (1991) Confidential enquiries into maternal deaths in the United Kingdom. HMSO, London, pp 1985–1987
17. Forbes CD, Greer IA (1991) Physiology of haemostasis and the effect of pregnancy. In: Greer IA, Turpie AGG, Forbes CD (eds) Haemostasis and thrombosis in obstetrics and gynaecology. Chapman and Hall, London, pp 1–26
18. Gillis S, Shushan A, Eldor A (1992) Use of low molecular weight hepatin for prophylaxis and treatment of thromboembolism in pregnancy. Int J Gynecol Obstet 39:397–401
19. Ginsberg JS, Hirsh J (1989) Anticoagulants during pregnancy. Annu Rev Med 40:79–86
20. Ginsberg JS, Hirsh J, Turner DC, Levine MN, Burrows R (1989) Risk the fetus of anticoagulation therapy during pregnancy. Thromb Haemost 61:197–203
21. Ginsberg JS, Hirsh J, Rainbow AJ, Coates G (1989) Risks to the fetus of radiological procedures used in the diagnosis of maternal venous thromboembolic disease. Thromb Haemost 61:189–196
22. Greer IA (1989) Thromboembolic problems in pregnancy. Fetal Med Rev 1:79–103
23. Greer IA (1991) The problem and prophylaxis of thromboembolism in pregnancy. Curr Med Lit Thromb 1:131–138
24. Greinacher A, Eckhardt T, Mumann J, Müller-Eckhardt C (1993) Pregnancy complicated by heparin associated thrombocytopenioa: Management by a prospectively in vitro selected heparinoid (Org 10172). Thromb Res 71:123–126
25. Hach W (1987) Krampfadern – Welche Therapie? Gynäkologe 20:182
26. Harenberg J, Leber G, Zimmermann R, Schmidt W (1987) Thromboembolieprophylaxe mit niedermolekularem Heparin in der Schwangerschaft. Geburtshilfe Frauenheilkd 47:15–18
27. Hathaway WE, Bonnar J (1987) Hemostatic disorders of the pregnant woman and newborn infant. Elsevier, New York
28. Hellgren M, Tengborn L, Abildgaard U (1982) Pregnancy in women with congenital antithrombin III deficiency: experience of treatment with heparin and antithrombin. Gynecol Obstet Invest 14:127–141
29. Hirsh J, Fuster V (1994) Guide to anticoagulant therapy. Part 1: Heparin. Circulation 89:1449–1468
30. Howell R, Fidler J, Letsky E, Swiet M de (1993) The risks of antenatal subcutaneous heparin prophylaxis; a controlled trial. Br J Obstet Gynaecol 90:1124–1128
31. International consensus statement (1995) Prevention of Thromboembolism. International Union of Angiology
32. Iturbe-Alessio I, Carmen Fonseca M del, Mutchinik O, Santos MA, Zajarias A, Salazar E (1986) Risk of anticoagulant therapy in pregnant with artificial heart valves. N Engl J Med 315:1390–1393
33. Krauß T, Rath W, Dittmer U, Kuhn W (1994) Thromboembolieprophylaxe mit niedermolekularem Heparin (Fragmin®) in der Geburtshilfe. Z Geburtshilfe Perinatol 198: 120–125
34. Lao TT, Swiet M de, Letsky E, Walters BNJ (1985) Prophylaxis of thromboembolism in pregnancy: an alternative. Br J Obstet Gynaecol 92:202–206
35. Letsky EA, Siet M (1984) Annotation. Thromboembolism in pregnancy and its management. Br J Haematol 57:542–552
36. Letzky EA, Swiet M (1994) Maternal hemostasis: coagulation problems of pregnancy. In: Loscalzo J, Schafer AI (eds) Thrombosis and hemorrhage. Blackwell Scientific Publications, London, pp 965–998
37. Lichey J et al. (1991) Fibrin degradation product D-dimer in the diagnosis of pulmonary embolism. Klin Wochenschr 69:522–526
38. Lubbe WF, Pattison N, Liggins GC (1985) Antiphospholipid antibodies and pregnancy. N Engl J Med 313:1350–1351
39. Magnani HN (1993) Heparin-induced thrombocytopenia (HIT): An Overview of 230 patients treated with Orgaran (Org 10172). Thromb Haemost 70:554–561
40. Mannucci OM, Vigano S, Bottasso R et al. (1984) Protein C antigen during pregnancy, deliversy and puerperium. Thromb Haemost 52:217
41. Melissari E, Das S, Danthou C, Pemberton KD, Kakkar VV (1995) The use of LMW heparin in treating thromboembolism during pregnancy and prevention of osteoporosis (Abstract)
42. Mogensen K, Skibsted L, Wadt J (1989) Thrombectomy of acute iliofemoral venous thrombosis during pregnancy. Surg Gynecol Obstet 169:50–54
43. Omri A, Delaloye JF, Andersen H, Bachmann F (1989) Low molecular weight heparin nowo (LHN-1) does not cross the placenta during the second trimester of pregnancy. Thromb Haemost 61:55–56

44. Rutherford SE, Phelan JP (1986) Thromboembolic disease in pregnancy. Clin Perinatol 13:719–739
45. Schwartz HP, Fischer M, Hopmeier P, Batard MA, Griffin JH (1984) Plasma protein S deficiency in familial thrombotic disease. Blood 64:1298–1300
46. Sipes SL, Weiner CP (1990) Venous thromboembolic disease in pregnancy. Semin Perinatol 14:103–118
47. Seifried E, Gabelmann A, Ellbrück D, Schmidt A (1991) Thrombolytische Therapie einer Lungenarterienembolie in der Frühschwangerschaft mir rekombinantem Gewebe-Plasminogen-Aktivator. Geburtshilfe Frauenheilkd 51:655–658
48. Swiet M de (1983) Prolonged heparin therapy in pregnancy causes bone demineralization. Br J Obstet Genaecol 90:1129–1134
49. Swiet M, Floyd E, Letsky E (1987) Low risk of recurrent thromboembolism in pregnancy. Br J Hosp Med 38:264
50. Tengborn L, Bergqvist D, Matzsch T, Bergqvist A, Hednar V (1989) Recurrent thromboembolism in pregnancy and puerperium. Is there a need for thromboprophylaxis? Am J Obstet Gynecol 160:90–95
51. Warkentin TE, Kelton JG (1991) Heparin-induced thrombocytopenia. In: Coller BS (ed) Progress in hemostasis and thrombosis. Saunders, Philadelphia, pp 1–34
52. Warkentin TE, Levine MN, Hirsh J et al. (1995) Heparin-induced thrombocytopenia in patients with low molecular-weight heparin or unfractionated heparin. N Engl J Med 332:1330–1335
53. Swart CA de, Nijmeyer B, Roelofs JM, Sixma JJ (1982) Kinetics of intravenously administered heparin in normal humans. Blood 60:1251–1258
54. Weissenbacher ER (1993) Niedermolekulares Heparin (Fragmin®). Studie zur Plazentagängigkeit in einem in vitro Perfusionsmodell der humanen Plazenta. Int J Feto Maternal Med 6:1–5
55. Wersch JWJ von, Ubachs JMH (1991) Blood coagulation and fibrinolysis during normal pregnancy. Eur J Clin Chem Biochem 29:45–50
56. Wheeler HB et al. (1995) Diagnostic methods for deep venous thrombosis. Haemostasis 25:6–26
57. Winkler UH, Edel G, Fiedler V, Seitzer D (1987) Das Aneurysma dissecans – eine seltene aber schwere Komplikation der Schwangerschaft. Z Geburtshilfe Perinatol 191:76–79
58. Wunderer G, Müller G (1990) Osteoporose unter prä- und postpartaler Heparintherapie. Geburtshilfe Frauenheilkd 50:61–63

KAPITEL 8

Fibrinolyse des akuten Myokardinfarktes bei Frauen

W. Rutsch · K. Stangl · S. Felix · H. P. Dübel · V. Gliech · G. Baumann

Zusammenfassung

Die koronare Herzkrankheit und der akute Myokardinfarkt zählen geschlechtsunabhängig zu den Krankheiten, die mit einer hohen Morbidität und Mortalität verbunden sind. Vor der Menopause sind Frauen relativ geschützt, mit einem Herzinfarkt zu erkranken. Anschließend fällt der Östrogenspiegel in einem Zeitrahmen von 7–10 Jahren allmählich ab, und die Frauen erkranken dann genauso häufig wie die Männer. Frauen haben eine fast doppelt so hohe Infarktsterblichkeit wie Männer, die nicht nur mit dem höheren Lebensalter erklärt werden kann. Sie weisen insbesondere nach der Menopause ein anderes Risikoprofil auf. Frauen haben bei Manifestation der koronaren Herzkrankheit häufiger Angina pectoris, während Männer häufiger primär einen akuten Infarkt erleiden. Frauen geben häufiger im Rahmen des akuten Myokardinfarkts atypische Beschwerden an, was sowohl die signifikant verzögerte Präsentationszeit als auch den nach stationärer Aufnahme verzögerten Behandlungsbeginn erklärt.

Trotz gleicher Effektivität der fibrinolytischen Therapie auf die Patencyrate des Infarktgefäßes und trotz durchschnittlich kleinerer Infarkte und tendenziell besserer postinfarzieller linksventrikulärer Funktion haben Frauen häufiger nichttödliche Komplikationen, wobei Herzinsuffizienz, kardiogener Schock, eine höhere Rate erneuter ischämischer Ereignisse, Angina pectoris und Reinfarkt und infusionspflichtige Blutungen im Vordergrund stehen. Möglicherweise ist bereits zum Zeitpunkt des Infarktes die linksventrikuläre Funktion durch eine höhere Inzidenz von Hypertonus und Diabetes mellitus vorgeschädigt. Nach Korrektur aller für die Prognose bedeutenden Risikofaktoren der klinischen Ausgangsdaten verbleibt bei den Frauen eine höhere Infarktsterblichkeit. Zerebrovaskuläre Komplikationen, wie ischämischer Infarkt und Hirnblutung, treten bei Frauen nach Korrektur aller Risikofaktoren nicht häufiger auf, sofern – zumindest für Alteplase – mit einer gewichtsbezogenen Dosierung behandelt wird. Obwohl es nur unzureichende Untersuchungen gibt, scheint die Fibrinolyse bei menstruierenden Frauen nicht zu einer Verstärkung der Blutung und damit höheren Blutungskomplikationsrate zu führen. Die Menstruation zählt daher nicht zu den aktiven Blutungen, die Ausschlußgrund für eine fibrinolytische Therapie wären. Datenbanken, Beobachtungsstudien und kontrollierte, vergleichende Untersuchungen über die Häufigkeit invasiver Diagnostik und revaskularisierender Behandlungsmaßnahmen nach fibrinolytischer Therapie des akuten Myokardinfarktes repräsentieren unterschiedliche Patientenkollektive, so daß eine zuverlässige Aussage, ob

Frauen tatsächlich seltener revaskularisierenden Behandlungsformen (PTCA oder Koronarchirurgie) zugeführt werden, nicht möglich ist.

Frauen und koronare Herzkrankheit

Unkorrigierte Daten großer Thrombolysestudien des akuten Herzinfarktes zeigen im Vergleich zu Männern eine für Frauen fast doppelt so hohe Sterblichkeit (Abb. 1). Die höhere Sterblichkeitsrate kann z. T. mit dem fortgeschrittenerem Lebensalter zum Zeitpunkt der Erkrankung erklärt werden [12, 21]. Die Sterblichkeit des akuten Herzinfarktes nimmt mit zunehmendem Lebensalter erheblich zu und steigt von im Mittel 4% bei den unter 55jährigen Patienten auf durchschnittlich 25% bei den über 75jährigen Patienten an (Abb. 2). Vor der Menopause sind Frauen relativ gut gegen den Herzinfarkt geschützt. Danach steigt die Wahrscheinlichkeit, einen Infarkt zu erleiden, stetig an, um etwa 10 Jahre später die bei Männern übliche Häufigkeit zu erreichen. Ohne Zweifel hat das späte Auftreten des Herzinfarktes bei Frauen etwas mit dem Östrogenspiegel zu tun. Allerdings haben Frauen jenseits der Menopause auch ein anderes Risikoprofil. Es werden höhere Triglyceridspiegel, höhere Cholesterinwerte und höhere LDL-Werte gemessen. Dies kann mit der Abnahme des Östrogenspiegels, einer überdurchschnittlichen Gewichtszunahme und mit dem höheren Lebensalter erklärt werden.

Frauen sterben am Herzinfarkt häufiger als an allen Krebserkrankungen zusammen. In den USA starben 1992 233 000 Frauen infolge eines Herzinfarktes, 87 000 Frauen erlitten einen Schlaganfall, 43 100 Frauen starben an Brustkrebs und 55 900 an Lungenkrebs. Frauen mit den kardiovaskulären Risikofaktoren Nikotinabusus und hormonale Kontrazeption haben eine höhere Wahrscheinlichkeit, an einem Herzinfarkt zu erkranken, als Frauen, die nie geraucht und nie hormonale Kontrazeptiva eingenommen haben [1].

Einige Studien konnten zeigen, daß Frauen mit akutem Myokardinfarkt pharmakologisch weniger aggressiv als Männer therapiert werden. Dies kann damit erklärt werden, daß die Entscheidung zur thrombolytischen Therapie von EKG-Veränderungen abhängig gemacht wird, die bei Frauen meist weniger typisch sind. Längere Zeitintervalle vom Schmerzbeginn bis zur Krankenhausaufnahme, höheres Lebensalter, häufiges Bestehen von Hypertonus

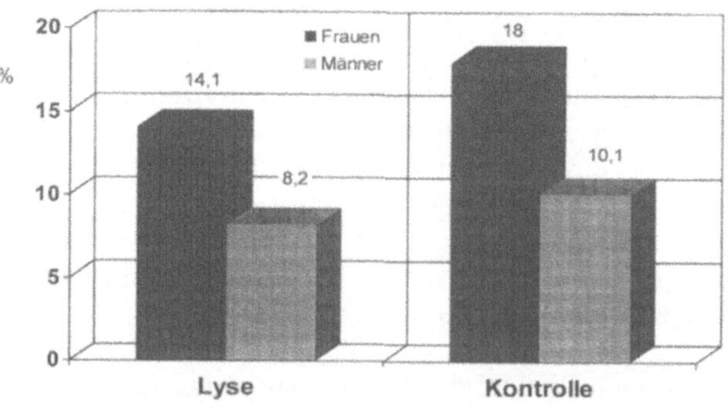

Abb. 1. Geschlechtsspezifische Unterschiede in der Sterblichkeit des akuten Myokardinfarktes 35 Tage nach Fibrinolyse. (Nach FTT Collaborative Group [4])

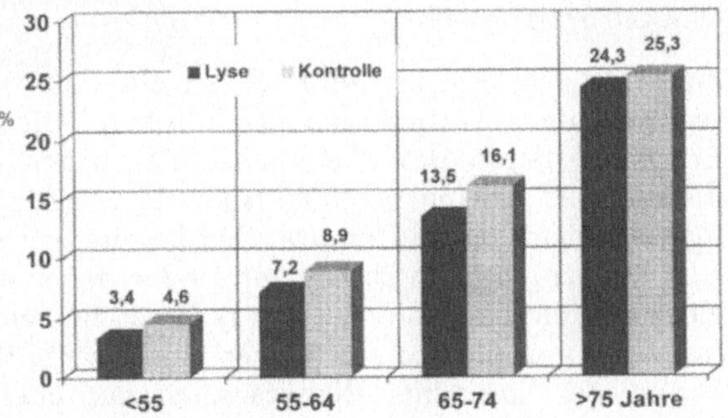

Abb. 2. Altersbezogene Sterblichkeit bis zum 35. Tag nach Lyse. (Nach FTT Collaborative Group [4])

und Diabetes mellitus, Schwangerschaft und Menstruation tragen dazu bei, daß Frauen seltener thrombolytisch therapiert werden. Wenn Frauen schließlich mit der Diagnose akuter Myokardinfarkt auf einer Intensivstation aufgenommen werden, gibt es in der weiteren Versorgung gegenüber den Männern keinen Unterschied mehr.

In den Jahren 1982–1992 nahm bei Frauen in den USA infolge intensiver Aufklärungskampagnen und veränderter Lebens- und Ernährungsgewohnheiten die Sterblichkeit der koronaren Herzkrankheit um 28,7%, des Schlaganfalls um 26,8% und aller kardiovaskulären Erkrankungen um 22,4% ab.

Östrogene und Menopause

Bis zur Menopause sind die Frauen recht gut gegen die koronare Herzkrankheit und einen Herzinfarkt geschützt. Danach nimmt der Östrogenspiegel über mehrere Jahre allmählich ab. Nach der Menopause steigt das Risiko, an einer koronaren Herzkrankheit zu erkranken, stetig an und erreicht etwa mit dem 70. Lebensjahr das Niveau der Männer.

Risikofaktoren

Im höheren Lebensalter unterscheidet sich das Arteriosklerose-Risikoprofil der Frauen von dem der Männer. Mehr als die Hälfte aller Frauen jenseits des 65. Lebensjahres hat erhöhte Blutdruckwerte, der Cholesterinspiegel ist jenseits des 55. Lebensjahres höher als bei Männern der gleichen Altersgruppen. Mehr Frauen entwickeln in der zweiten Lebenshälfte einen Diabetes mellitus. Mehr als 80% der Diabetiker sterben an einer kardiovaskulären Erkrankung oder an allgemeinen Gefäßveränderungen. Das Risiko, einen Herzinfarkt zu erleiden, ist bei Frauen mit Diabetes doppelt so hoch wie bei nichtdiabetischen Frauen. Nach der Menopause steigt bei Frauen im Rahmen der hormonellen Umstellung das Körpergewicht überproportional an. Menschen mit einem Übergewicht von mehr als 30% haben eine höhere Wahrscheinlichkeit, an einem Herzinfarkt oder Schlaganfall zu erkranken, selbst wenn sie keine weiteren Risikofaktoren haben (Framingham Heart Study).

Klinische Symptomatik

Zwischen den Geschlechtern scheint ein Unterschied in der klinischen Präsentation und Manifestation der koronaren Herzkrankheit zu bestehen. Bei Erstmanifestation des Krankheitsbildes haben Frauen häufiger eine chronisch-stabile Angina pectoris, während Männer häufiger primär mit einem Myokardinfarkt erkranken. Darüber hinaus weisen Frauen öfter eine vasospastische Form der Angina pectoris oder die klinischen Krankheitssymptome einer Mikroangiopathie auf [3, 19]. Beide Erkrankungsformen gehen mit atypischen Thoraxschmerzen einher und haben im Vergleich zum typischen Verlauf der koronaren Herzkrankheit mit überwiegend arterosklerotischen Stenosen eine unterschiedliche Prognose. Dementsprechend geben Frauen sehr viel häufiger als Männer atypische, oft auch nichtkoronare Thoraxschmerzen an. Es gibt zahlreiche Berichte, daß der akute Myokardinfarkt bei Frauen mit einer anderen klinischen Symptomatik als bei Männern abläuft. Über die Thoraxschmerzen hinaus beobachten sie sehr viel häufiger Hals- und Schulterschmerzen, Bauchschmerzen, Übelkeit, Erbrechen, allgemeine Schwäche und Luftnot.

Frauen mit Angina pectoris entwickeln auch nach alterskorrigierter Bewertung seltener als Männer einen Herzinfarkt im weiteren Verlauf [9, 13, 15]. Andererseits sterben Frauen wie Männer jenseits des 65. Lebensjahres mit stabiler belastungsabhängiger Angina pectoris gleich häufig an kardiovaskulären Erkrankungen [8]. Im Ruhe-EKG haben Frauen bei Verdacht auf koronare Herzkrankheit häufiger unspezifische Repolarisationsstörungen [23], und im Belastungs-EKG sind die Befunde häufiger falsch-positiv [5].

Akuter Myokardinfarkt und Lyse

Unterschiede der klinischen Ausgangsbefunde

Frauen, die einen Herzinfarkt erleiden, sind im Durchschnitt 7 Jahre älter als die betroffenen Männer, und sie weisen häufiger bedeutende Begleiterkrankungen und Risikofaktoren wie Diabetes mellitus, Hyperlipidämie und Herzinsuffizienz auf [3, 11, 13, 24]. Frauen mit akutem Myokardinfarkt haben häufiger schwerwiegendere Krankheitsbilder als Männer, zeigen häufiger Tachykardien, Rasselgeräusche über der Lunge und Reizleitungsstörungen, und sie befinden sich oft in höheren Killip-Klassen der Herzinsuffizienz.

Zeit bis zur Behandlung

Ein Effekt der fibrinolytischen Therapie ist etwa bis zur 12. Stunde nach Schmerzbeginn nachweisbar. Mit einer weiteren Zeitverzögerung verliert die Therapie an Bedeutung. Je früher die Therapie einsetzt, um so größer ist der Effekt auf Infarktgröße, linksventrikuläre Funktion und Sterblichkeit. Wegen der oft atypischen Beschwerden kommen Frauen später als Männer in ärztliche bzw. stationäre Behandlung [4]. Wohl aus denselben Gründen wird wesentlich später als bei Männern in der Klinik mit einer thrombolytischen

Therapie begonnen. Die Zeit bis zur Behandlung läßt sich in 2 Abschnitte unterteilen, die Zeit bis zur stationären Aufnahme und die Zeit von der stationären Aufnahme bis zur Behandlung. Es besteht eine bedeutende Beziehung zwischen allgemeinen klinischen Ausgangsdaten, Verzögerung bis zum Behandlungsbeginn und Sterblichkeit. In der GUSTO-1-Studie, in die über 41 000 Patienten mit akutem Myokardinfarkt eingeschlossen wurden, wurde der Zusammenhang zwischen klinischen Basisdaten, Zeitverzögerung und Komplikationen nach Behandlung untersucht [6].

Bei Bewertung des Zeitraums vom Schmerzbeginn bis zur Behandlung fanden sich in den späten Gruppen, 4. bis 6. Stunde, sehr viel häufiger Frauen, Ältere, Patienten mit Bluthochdruck und Diabetes mellitus. Bei diesen Gruppen sind die frühen Infarktsymptome häufig atypisch, was u. a. als Erklärung für die späte Präsentation dienen mag. Mit Zunahme der Zeit bis zur Behandlung nimmt sowohl die 30-Tage-Sterblichkeit als auch die Schlaganfallshäufigkeit zu. Zwischen den klinischen Ausgangsdaten, der Zeitverzögerung und dem weiteren Krankheitsverlauf besteht ein enger Zusammenhang. Bei spätem Behandlungsbeginn werden häufiger hämorrhagische Hirninfarkte beobachtet. Während Reinfarkte und erneute Angina pectoris mit zunehmendem Zeitintervall seltener werden, treten vermehrt Herzinsuffizienz und kardiogener Schock auf. Die Zeit in der Klinik von der Aufnahme bis zur Behandlung ist immer noch viel zu lang, so daß insbesondere Patienten mit einer geringeren Überlebenswahrscheinlichkeit – wie Frauen, ältere Patienten, Hypertoniker und Diabetiker – von einer sofortigen Therapie im Krankenhaus überproportional profitieren würden.

Behandlungsergebnisse

Eine Übersicht über größere thrombolytische Studien zeigt, daß prinzipiell Frauen in gleichem Ausmaß wie Männer von einer thrombolytischen Therapie profitieren. Dennoch haben Frauen höhere Komplikationsraten, häufiger Blutungskomplikationen, Schlaganfall, kardiogenen Schock, Myokardruptur und erneut auftretende postinfarzielle Ischämiezeichen wie Angina pectoris [4] (Abb. 3). Es wurde immer wieder die Vermutung geäußert, Frauen hätten im Rahmen des akuten Myokardinfarktes auch nach Korrektur bezüglich Lebensalter und anderer wichtiger Risikofaktoren, die mit einer ungünstigen Prognose verbunden sind, eine höhere Sterblichkeits- und Komplikationsrate.

In die GUSTO-1-Studie (Global Utilization of Streptokinase and Tissue Plasminogen Activator for Occluded Coronary Arteries) wurde die bisher größte Anzahl von Frauen mit nachgewiesenem Infarkt in eine vergleichende thrombolytische Studie einbezogen [6]. In dieser Studie wurden die klinischen Ausgangsdaten der Männer und Frauen miteinander verglichen. 25% der eingeschlossenen Patienten waren Frauen. Für beide Geschlechter getrennt wurde das Risiko bewertet, den Infarkt nicht zu überleben oder mit einem Schlaganfall zu erkranken, und es wurde ermittelt, wie häufig bei beiden Gruppen nach Infarkt eine invasive Diagnostik und revaskularisierende Therapie durchgeführt wurden [22]. Bei einigen wichtigen Ausgangsbedingungen, die für die Prognose von besonderer Bedeutung waren, gab es beträchtliche Unterschiede. Die Frauen waren im Mittel 7 Jahre älter, und sie

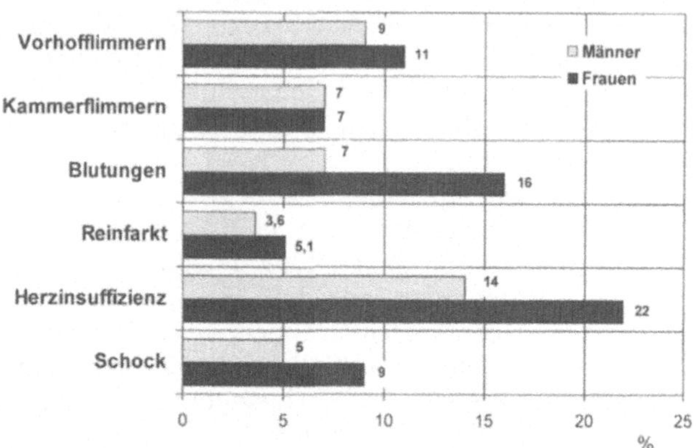

Abb. 3. Geschlechtsunterschiede nicht korrigierter Daten bei nichttödlichen Komplikationen (GUSTO-1). (Nach Weaver et al. [22])

kamen durchschnittlich 18 min später in ärztliche Behandlung. Im Krankenhaus war das Zeitintervall bis zur thrombolytischen Behandlung deutlich länger. Auch nach Alterskorrektur hatten die Frauen signifikant häufiger Bluthochdruck, Diabetes mellitus, und sie rauchten häufiger als die Männer, während frühere koronarchirurgische Behandlungen und Reinfarkte bei den Männern häufiger waren.

Die nicht alterskorrigierten Daten zeigten für Frauen eine nahezu doppelt so hohe Sterblichkeit wie für Männer, 11,3% gegenüber 5,5% (p < 0,001), was jedoch nahezu ausschließlich mit dem höheren Lebensalter erklärt werden konnte. In den Altersgruppen unter 55 Jahren lag die Sterblichkeit der Frauen bei 2,5% und der Männer bei 1,7%; in der Altersgruppe von 55 bis 64 Jahren bei 6,0% bzw. 3,9%, bei den 65- bis 74jährigen bei 11,7% bzw. 8,5%, und in der Altersklasse jenseits des 75. Lebensjahres lag die Sterblichkeit bei den Frauen bei 22,9% und bei den Männern bei 18,5%. Nach Korrektur aller klinischen Ausgangsdaten, die für die Prognose der Patienten von Bedeutung sein könnten, verblieb dennoch für die Frauen ein höheres Sterblichkeitsrisiko.

Die nicht korrigierten Daten für den Schlaganfall als Komplikation der fibrinolytischen Therapie lagen bei den Frauen ebenfalls doppelt so hoch wie bei den Männern, 2,1% gegenüber 1,2% (Abb. 4). Die Schlaganfallsrate nimmt mit steigendem Lebensalter zu, bedingt durch eine höhere Rate an Hirnblutungen. Das häufigere Auftreten eines Schlaganfalls bei Frauen konnte ausschließlich mit ihrem höheren Lebensalter erklärt werden; es ist nicht geschlechtsspezifisch. Nach Korrektur bezüglich Lebensalter, Bluthochdruck, Diabetes mellitus, Körpergewicht und Körpergröße sowie Rauchgewohnheiten lag bei Frauen die Wahrscheinlichkeit, einen Schlaganfall zu erleiden, im gleichen Rahmen wie bei den Männern.

In der GUSTO-Studie lag der mediane CK-Höchstwert für Frauen interessanterweise auch nach Korrektur für das Körpergewicht niedriger als bei den Männern (1.223 U/l gegenüber 1.491 U/l), unabhängig von der Infarktlokalisation. Das Gleiche galt für die myokardspezifische Komponente CK-MB. Bei

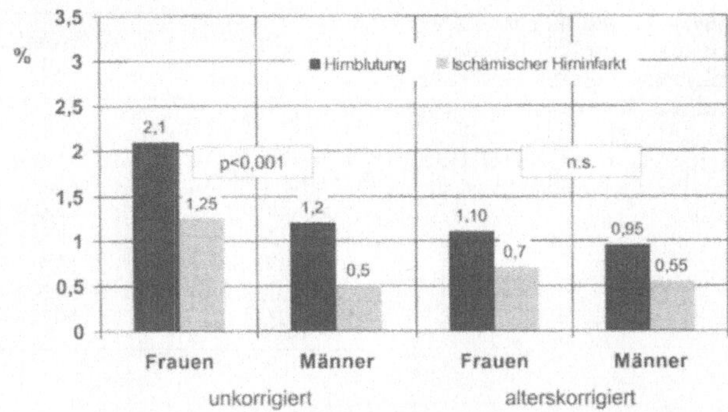

Abb. 4. Geschlechtsunterschiede beim Schlaganfall (GUSTO-1), unkorrigierte und alterskorrigierte Daten. (Nach Weaver et al. [22])

beiden Geschlechtern lag zu allen während des Krankenhausaufenthaltes gemessenen Zeitpunkten (0–3 Tage und vom 3. Tag bis zur Entlassung) die Ejektionsfraktion weitgehend in demselben Bereich. Trotz niedrigerer CK-Werte und gleicher linksventrikulärer Funktion traten bei Frauen häufiger nichttödliche Komplikationen auch nach Korrektur aller in Betracht kommenden Ausgangsbedingungen wie Reinfarkt, Herzinsuffizienz, kardiogener Schock und Blutungen auf. Die durchschnittliche Blutungskomplikationsrate, die eine Behandlung mit Blutkonserven notwendig machte, lag für die Frauen bei 19,2% und für die Männer bei 10,4% (p < 0,001). Frauen wurden nach Aufnahme auf einer Intensivstation pharmakologisch zwar weitgehend identisch wie Männer behandelt, dennoch verblieben einige wenige charakteristische Unterschiede, was möglicherweise mit dem unterschiedlichen Risikoprofil zusammenhängt. Frauen wurden seltener mit β-Blockern behandelt, möglicherweise wegen der höheren Prävalenz von Herzinsuffizienz und Diabetes mellitus [16].

Patency, Reinfarkt, erneute Ischämie und linksventrikuläre Funktion

Es wurde immer wieder die Vermutung geäußert, es gäbe einen geschlechtsspezifischen Unterschied in der Effektivität der fibrinolytischer Therapie des akuten Herzinfarktes. In der angiographischen Begleitstudie der GUSTO-1-Studie wurden insgesamt 2.431 Patienten eingeschlossen. 22,3% waren Frauen. Diese Studie bot eine ideale Gelegenheit zu klären, ob es geschlechtsspezifische Unterschiede in den Patency- und Reokklusionsraten sowie in der linksventrikulären Funktion und der 30-Tage-Sterblichkeit gibt. In dieser Untersuchung unterschieden sich die beiden Gruppen bezüglich wesentlicher Ausgangsdaten deutlich, die als Risiko für einen unerwünschten Ausgang angesehen werden. Die Frauen waren signifikant älter, hatten häufiger Hypertonus, Diabetes mellitus, Hypercholesterinämie, Herzinsuffizienz und kardiogenen Schock [25].

Die Patencyrate 90 min nach Lysebeginn (TIMI-Flußgrad 3) lag bei den Frauen bei 39% und bei den Männer bei 38% (p < 0,5). Die Reokklusionsrate war tendenziell bei den Frauen mit 8,7% höher gegenüber 5,1% bei den

Tabelle 1. Geschlechtsunterschiede bezüglich Patency, linksventrikulärer Funktion und Sterblichkeit, Ergebnisse der angiographischen Begleitstudie der GUSTO-1-Studie. (Nach Woodfield et al. [25])

Parameter	Weiblich [%]	Männlich [%]	Signifikanz (p)
Patency 90. Minute	39	38	<0,5
Reokklusion 7. Tag	8,7	5,1	<0,14
Erneute Ischämie	21,4	17,0	<0,01
EF 90. Minute bei TIMI 2/3	63,0	59,0	<0,02
Mortalität 30. Tag	13,1	4,8	<0,0001
– bei TIMI 2/3	11,5	3,8	
– bei TIMI 0/1	19,0	5,4	

Männern. Der Unterschied war jedoch statistisch nicht signifikant (p<0,14) (Tabelle 1). Es ist bekannt, daß die Reokklusion nach Lyse mit einer hohen Sterblichkeitsrate verbunden ist. In der GUSTO-Mortalitätsstudie lag die Reinfarktrate bei den Frauen etwas höher. In der angiographischen Begleitstudie wurde bei den Frauen eine höhere Rate an erneuter Angina pectoris beobachtet [21,4% gegenüber 17,0% (p<0,01)]. Die linksventrikuläre Funktion 90 min nach Lysebeginn war bei den Frauen bei einem TIMI-Flußgrad 2 oder 3 signifikant höher, 63,4 ± 6% gegenüber 59,5 ± 0,7% (p<0,02). Die nicht korrigierte 30-Tage-Sterblichkeit der Frauen lag in der angiographischen Begleitstudie bei 13,1% gegenüber nur 4,8% bei den Männern (p<0,0001). Nach Korrektur bezüglich verschiedener Ausgangsbedingungen, die auf die Sterblichkeit einen Einfluß haben könnten, verblieb eine für die Frauen höhere Sterblichkeit 30 Tage nach fibrinolytischer Therapie.

Die höhere Sterblichkeit der Frauen kann nicht mit einer geringeren Erfolgsrate der Lyse erklärt werden. Dennoch kann die etwas höhere Reokklusions- und Reinfarkthäufigkeit zur höheren Sterblichkeitsrate beigetragen haben. Es ist bemerkenswert, daß in der GUSTO-Studie trotz höherer Prävalenz von Herzinsuffizienz und kardiogenem Schock bei Frauen kein geschlechtsspezifischer Unterschied bei den Parametern der linksventrikulären Funktion nachgewiesen werden konnte. Es fällt schwer, diesen Widerspruch zu erklären. Möglicherweise haben Frauen wegen einer höheren Rate an Hypertonus und Diabetes mellitus eine ausgeprägtere diastolische linksventrikuläre Funktionsstörung, die eher zur pulmonalen Stauung führt.

Menstruation

In vielen Myokardinfarktstudien stellte die aktive Blutung, insbesondere die gastrointestinale Blutung, eine Kontraindikation für eine fibrinolytische Therapie dar. Häufig wurde auch die Menstruationsblutung als Kontraindikation angesehen, da eine bedeutende Verstärkung der vaginalen Blutung befürchtet wurde. Da die Menstruationsblutung durch Ablösung des Endometriums als Folge eines durch Prostaglandine vermittelten Vasospasmus im Bereich der Arteriolen entsteht, ist eine Verstärkung der Blutung durch Fibrinolyse prinzipiell nicht zu erwarten.

In GUSTO-1 wurde im Rahmen einer Substudie über 12 nordamerikanische Frauen berichtet, die während einer Menstrualblutung einen akuten

Myokardinfarkt erlitten hatten [7]. Bis dahin gab es in der Literatur nur insgesamt 12 Fallberichte. Das mittlere Lebensalter dieser Frauen war niedrig, wodurch ihre Prognose an und für sich günstig war. Keine der Frauen starb oder erlitt einen Schlaganfall. 3 der 12 Patientinnen entwickelten eine mäßiggradige Blutung, wobei es sich bei 2 Frauen um eine verstärkte Vaginalblutung handelte, die eine Bluttransfusion notwendig machte. Wegen der geringen statistischen Aussagefähigkeit bei der kleinen Patientinnenzahl kann ein Einfluß auf die Rate an bedeutenden Blutungskomplikationen nicht ausgeschlossen werden. Jedenfalls wurde bislang nicht über schwerwiegende Blutungen berichtet, so daß grundsätzlich menstruierende Frauen nicht von der fibrinolytischen Therapie ausgeschlossen werden sollten.

Koronarangiographie und Interventionen

Nichtkontrollierte Studien und Datenbanken weisen darauf hin, daß es geschlechtsspezifische Unterschiede bei der Indikationsstellung zur invasiven Diagnostik und zu revaskularisierenden Behandlungsmaßnahmen (PTCA, Koronarchirurgie) gibt. Bei gesicherter koronarer Herzkrankheit wird bei Männern häufiger eine Koronarangiographie (28–45%) und häufiger eine Revaskularisation mit Kathetertechniken oder Bypasschirurgie durchgeführt (15–27%) [2]. Frauen werden auch im Rahmen eines akuten Myokardinfarktes seltener koronarangiographiert, und es wird seltener die Indikation für eine PTCA oder koronarchirurgische Behandlung gestellt [2, 10, 12, 17, 18, 20]. Im Gegensatz dazu wurden in der GUSTO-1-Studie Frauen ebenso häufig invasiv untersucht wie Männer, und sie wurden ebenso häufig revaskularisierend therapiert, wobei Frauen häufiger mit Kathetertechniken und Männer häufiger herzchirurgisch behandelt wurden. Es ist zu vermuten, daß randomisierte und kontrollierte Untersuchungen eine zuverlässigere Aussage zu dieser Frage erlauben, obwohl die Gruppe von Patienten, die in große Fibrinolysestudien eingeschlossen wurde, durchaus nicht den durchschnittlichen Infarktpatienten repräsentieren dürfte. Der offensichtliche Unterschied zwischen Datenbanken und Beobachtungsstudien dürfte darin bestehen, daß mit Patienten, die die Voraussetzungen für eine fibrinolytische Therapie erfüllen, anders verfahren wird als mit Patienten, die für diese Therapie ungeeignet sind. Wahrscheinlich betrifft die Diskrepanz in der Häufigkeit invasiver Diagnostik und revaskularisierender Therapie im wesentlichen die Gruppe der Patienten mit akutem Myokardinfarkt, die nicht für eine fibrinolytische Therapie in Betracht kommen.

Diskussion

Die Ergebnisse großer Infarktstudien der letzten Jahre haben den Verdacht aufkommen lassen, daß es geschlechtsspezifische Unterschiede bezüglich der klinischen Ausgangsdaten, der Behandlung, den Komplikationen und der Prognose nach erlittenem Myokardinfarkt gibt. Viele dieser vermuteten Diskrepanzen können durch die unterschiedlichen Ausgangskriterien erklärt werden. Unterschiede in den Komplikationsraten nach Behandlung könnten in der zahlenmäßigen Unterrepräsentation von Frauen in den großen Studien begründet sein. Placebo-kontrollierte Fibrinolysestudien haben gezeigt, daß Frauen in gleichem Umfang wie Männer von der Behandlung profitieren. Die fibrinolytische Therapie ist bei Frauen gleich wirksam wie bei Männern. Die Patencyrate ist identisch. Reokklusion und Reinfarkt scheinen bei Frauen etwas häufiger vorzukommen, was zur höheren Sterblichkeitsrate beitragen könnte.

Frauen weisen zum Zeitpunkt des Infarktes ein anderes Risikoprofil auf als Männer. Sie haben häufiger Bluthochdruck und Diabetes mellitus, haben seltener bereits einen Infarkt erlitten und wurden seltener koronarchirurgisch behandelt. Nach Korrektur bezüglich Lebensalter waren nach der GUSTO-1-Studie Frauen häufiger Raucherinnen. Frauen sind bei ihrem ersten Infarkt älter als Männer, sie kommen später in stationäre Behandlung und auch im Krankenhaus ist das Zeitintervall bis zur Behandlung länger. Dies kann damit erklärt werden, daß die klinischen Symptome bei Frauen weniger ausgeprägt und häufig unspezifischer sind. Die nichtkorrigierte Sterblichkeit ist bei den Frauen nahezu doppelt so hoch wie bei den Männern, was jedoch nahezu ausschließlich auf das höhere Lebensalter zum Zeitpunkt des Infarktes zurückgeführt werden kann. Allerdings verbleibt für die Frauen selbst nach Korrektur der Sterblichkeitsdaten im Hinblick auf Lebensalter, Diabetes mellitus, Infarktlokalisation, Herzfrequenz und Blutdruck, Körpergewicht und -größe eine signifikante, um etwa 15% höhere Sterblichkeitsrate (RR 1,15; 95% CI, 1,0 zu 1,31, p < 0,04).

Mit zunehmendem Lebensalter wird der relative Vorteil einer thrombolytischen Therapie geringer, und die Gefahr einer Hirnblutung nimmt zu. Die höhere Sterblichkeitsrate der Frauen kann jedoch auch Folge der höheren Komplikationsrate nach thrombolytischer Behandlung sein; es werden häufiger Reinfarkt und Herzinsuffizienz beobachtet.

Nach Korrektur der Ausgangsdaten konnte in der GUSTO-1-Studie kein Unterschied in der Häufigkeit von Hirnblutungen gefunden werden, was möglicherweise auf die gewichtsbezogene Dosierung von Alteplase zurückgeführt werden kann, wodurch eine Überdosierung bei Patienten mit geringerem Körpergewicht vermieden wurde.

Nicht ohne weiteres erklärbar ist die höhere Komplikationsrate bei Frauen nach fibrinolytischer Therapie. Reinfarkt, Herzinsuffizienz und kardiogener Schock treten signifikant häufiger auf, was nicht ausschließlich mit dem höheren Lebensalter und dem höheren Blutdruck erklärt werden kann. Die höhere Herzinsuffizienzrate bei insgesamt kleineren Infarkten läßt geringere linksventrikuläre Kompensationsmöglichkeiten oder eine geringere Compliance vermuten. Ob geschlechtsspezifische Unterschiede in der systolischen und diastolischen Herzfunktion bestehen, kann nur vermutet werden.

Literatur

1. American Heart Association (1996) Women, heart disease and stroke statistics, heart and stroke facts. Dallas/TX
2. Ayanian JZ, Epstein AM (1991) Differences in the use of procedures between women and men hospitalized for coronary heart disease. N Engl J Med 325: 221–225

3. Cannon RO, Camici PB, Epstein SE(1992) Pathophysiological dilemma of syndrome X. Circulation 85:883
4. Fibrinolytic Therapy Trialists (FTT) Collaborative Group (1994) Indications for fibrinolytic therapy in suspected acute myocardial infarction: collaborative overview of early mortality and major morbidity results from all randomized trials of more than 1000 patients. Lancet 343:311–322
5. Gibbons RF (1993) Exercise ECG testing with and without radionuclide studies. In: Wenger NK, Speroff L, Packard B (eds) Cardiovascular health and disease in women. Le Jacq, Greenwich/CT, p 73
6. GUSTO-1 Investigators (1993) An international randomized trial comparing four thrombolytic strategies for acute myocardial infarction. N Engl J Med 329:673–682
7. Karnash SL, Granger CB, White HD et al. for the GUSTO-1 Investigators (1995) Treating menstruating women with thrombolytic therapy: Insights from the global utilization of streptokinase and tissue plasminogen acitvator for occluded coronary arteries (GUSTO-1) trial. J Am Coll Cardiol 26:1651–1656
8. LaCroix AZ, Guralnik JM, Curb JD et al. (1990) Chest pain and coronary heart disease mortality among older men and women in three communities. Circulation 81:437
9. Lerner DJ, Kannel WB (1986) Patterns of coronary heart disease morbidity and mortality in the sexes: 26-year follow-up in the Framingham population. Am Heart J 111:383
10. Lincoff AM, Califf RM, Ellis SG et al. (1993) for the Thrombolysis and Angioplasty in Myocardial Infarction Study Group. Thrombolytic therapy for women with myocardial infarction: is there a gender gap? J Am Coll Cardiol 22:1780–1787
11. Mautner SL, Lin F, Mautner GC, Roberts WC (1992) Comparison in women vs. men of composition of atherasclerotic plaques in native coronary arteries and in saphenous veins used as aortocoronary conduits. J Am Coll Cardiol 21:1312
12. Maynard C, Litwin PE, Martin JS, Weaver WD (1992) Gender differences in the treatment and outcome of acute myocardial infarction: results from the Myocardial Infarction, Triage, and Intervention Registry. Arch Intern Med 152:972–976
13. Murabito JM, Evans JC, Larson MG and Levy D (1993) Prognosis after the onset of coronary heart disease. An investigation of differences in outcome between the sexes according to initial coronary disease presentation. Circulation 88:2548
14. Newby LK, Rutsch WR, Califf RM et al. for the GUSTO-1 Investigators (1996) Time from symptom onset to treatment and outcomes after thrombolytic therapy. J Am Coll Cardiol 27: 1646–1655
15. Orencia A, Bailey K, Yawn BP, Kottke TE (1993) Effect of gender on long-term outcome of angina pectoris and myocardial infarction/sudden unexpected death. JAMA 269:2392
16. Pagley PR, Yarzebski J, Goldberg R et al. (1993) Gender differences in the treatment of patients with acute myocardial infarction. Arch Intern Med 153:625–629
17. Pfeffer MA, Braunwald E, Moye LA et al. (1992) on behalf of the SAVE Investigators. Effect of captopril on mortality and morbidity in patients with left ventricular dysfunction after myocardial infarction. N Engl J Med 327:669–677
18. Steingart RM, Packer H, Hamm P et al. for the Survival and Ventricular Enlargement Investigators (1991) Sex differences in the management of coronary artery disease. N Engl J Med 325:226–230
19. Sullivan AK, Holdright DR, Wright CA et al. (1994) Chest pain in women: Clinical, investigative, and prognostic features. Br Med J 308:883
20. Tobin JN, Wasserthei-Smoller S, Wexler JP et al. (1987) Sex bias in considering coronary bypass surgery. Ann Intern Med 107:19–25
21. Torfler GH, Stone PH, Muller JE et al. for the MILIS Study Group (1987) Effects of gender and race on prognosis after myocardial infarction: adverse prognosis for women, particularly black women. J Am Coll Cardiol 9:473–482
22. Weaver WD, White HD, Wilcox RG et al. for the GUSTO-1 Investigators. (1996) Comparisons of characteristics and outcomes among women and men with acute myocardial infarction treated with thrombolytic therapy. JAMA 275:777–782
23. Weiner DA, Ryan TJ, McCabe CH et al. (1979) Correlation's among history of angina, ST-segment response and prevalence of coronary artery disease in the coronary artery surgery study (CASS). N Engl J Med 301:230
24. Weksler BB (1993) Hemostasis and thrombosis. In: Douglas PS (ed) Cardiovascular health and disease in women. Saunders, Philadelphia, p 231
25. Woodfield SL, Lundergan CR, Reiner JS et al. (1997) Gender and acute myocardial infarction: Is there a different response to thrombolysis? J Am Coll Cardiol 29:35–42

Sachverzeichnis

Springer
und
Umwelt

Als internationaler wissenschaftlicher
Verlag sind wir uns unserer besonderen
Verpflichtung der Umwelt gegenüber
bewußt und beziehen umweltorientierte
Grundsätze in Unternehmens-
entscheidungen mit ein. Von unseren
Geschäftspartnern (Druckereien,
Papierfabriken, Verpackungsherstellern
usw.) verlangen wir, daß sie sowohl
beim Herstellungsprozess selbst als
auch beim Einsatz der zur Verwendung
kommenden Materialien ökologische
Gesichtspunkte berücksichtigen.
Das für dieses Buch verwendete Papier
ist aus chlorfrei bzw. chlorarm
hergestelltem Zellstoff gefertigt und im
pH-Wert neutral.

 Springer